創内持続陰圧洗浄療法マニュアル

感染創がこんなに早く治る!?

清川兼輔［編著］
久留米大学医学部形成外科・顎顔面外科学講座主任教授

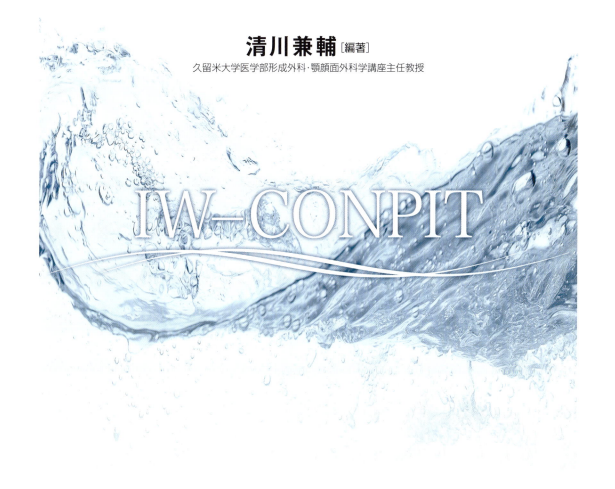

IW-CONPIT

克誠堂出版

・・・・・・・・・・・・・・・・・・・・・・・・・・【謹告】・・・・・・・・・・・・・・・・・・・・・・・・・・

◎本書に記載の製品名・薬剤名・会社名等は2018年3月現在のものです。
◎本書に記載されている治療法に関しては，発行時点における最新の情報に基づき，正確を期するよう，著者ならびに出版社は最善の努力を払っております．しかし，医学的知識は常に変化しています．本書記載の治療法・医薬品・疾患への適応等が，その後の医学研究や医学の進歩により本書発行後に変更され，記載された内容が正確かつ完全でなくなる場合もございます．
　したがって，読者自らが，メーカーが提供する最新製品情報を常に確認することをお勧めします．また，治療にあたっては，機器の取扱いや疾患への適応，診療技術等に関して十分考慮されたうえ，常に細心の注意を払われるようお願い致します．
◎治療法・医薬品・疾患への適応等による不測の事故に対して，著者ならびに出版社はいかなる責務も負いかねますので，何卒ご了承下さい．

執筆者一覧

井野　　康	［久留米大学医療センター足病変・皮膚潰瘍治療外来］
王丸　陽光	［形成外科王丸クリニック，久留米大学医学部形成外科・顎顔面外科学講座］
小山　麻衣	［久留米大学医学部形成外科・顎顔面外科学講座］
春日　　麗	［久留米大学医学部形成外科・顎顔面外科学講座］
清川　兼輔	［久留米大学医学部形成外科・顎顔面外科学講座］
寺田小百合	［久留米大学医学部形成外科・顎顔面外科学講座，宗像水光会総合病院形成外科］
橋口晋一郎	［久留米大学医学部形成外科・顎顔面外科学講座］
范　　　綾	［久留米大学医学部形成外科・顎顔面外科学講座］
右田　　尚	［久留米大学医学部形成外科・顎顔面外科学講座］
守永　圭吾	［久留米大学医学部形成外科・顎顔面外科学講座］
山内　大輔	［久留米大学医学部形成外科・顎顔面外科学講座］
力丸　英明	［久留米大学医学部形成外科・顎顔面外科学講座］
力丸由起子	［久留米大学医学部形成外科・顎顔面外科学講座］

刊行にあたって

　感染を伴う難治性創傷の治療は，創傷治療の専門家である形成外科医にとっても非常に難しい問題の1つです．以前は，術後の創が治らないため半年以上入院している患者さんや，褥瘡が治癒せずに退院できないという患者さんが実際にたくさんいました．それでも，入院しているだけで病院は黒字になる時代でした．しかし，現在では在院日数の短縮や重症度などの問題で，このような患者さんを長期に入院させていると，急性期の病院は大幅な赤字に転落する時代になりました．すなわち，創を早く治し，患者さんに退院もしくは転院していただくことが必要とされる時代となったのです．

　この「感染を伴う難治性創傷をいかに早く治すか」という問題に対して極めて有効な方法が，われわれの開発した「創内持続陰圧洗浄療法」です．実際に本法を用いて，100例以上に及ぶとても治りそうにない創を治してきました．例えば以前は50％以上といわれていた縦隔洞炎の死亡率を，今では10％以下にまで減少させることができました．さらに本法には，医師や看護師の労働力を大幅に削減できることや，どこの施設でも誰でも行えるなどの利点もあり，今後の創傷治療において必要不可欠なものになると考えています．

　本書では，本法開発の経緯から理論を含めた総論，そして身体の各部位における各論についてわかりやすく解説します．「創内持続陰圧洗浄療法」が読者の皆様にとって身近なものになり，感染創を有する多くの患者さんが，そして多忙な医師や看護師がその恩恵を受けられるようになれば幸甚に存じます．

2018年3月

久留米大学医学部形成外科・顎顔面外科学講座主任教授　清川　兼輔

目次

- ◉ 刊行にあたって …清川兼輔 iv
- ◉ AR機能の使い方 vi

I 基礎知識

1. IW-CONPIT開発の経緯 …清川兼輔 2
2. IW-CONPITにおける基礎実験と,より効果的な方法 …守永圭吾 10
3. 吸引器の工夫 …山内大輔 20
4. IW-CONPITの適応と禁忌 …寺田小百合,王丸陽光 26

II AR動画でわかる!IW-CONPITの基本手技

…范 綾 38

III IW-CONPIT実践治療マニュアル

1. 頭部の感染創―閉鎖式創内持続陰圧洗浄療法― …小山麻衣 50
2. 縦隔洞炎(人工血管露出例を含) …橋口晋一郎 58
3. 慢性膿胸(肺瘻,気管支瘻を含) …力丸由起子 64
4. 腹部離開創(消化管露出例を含) …力丸由起子 74
5. 褥 瘡 …春日 麗 82
6. 足潰瘍 …井野 康 92
7. 異物感染 …右田 尚 100
8. 開放骨折(Gustilo type IIIB) …力丸英明 108

- ◉ 事項索引 118
- ◉ 編者紹介 123

AR機能の使い方

本書「ⅡAR動画でわかる！IW-CONPITの基本手技」では，アイコンが付いた写真にスマートフォンやタブレットのカメラをかざすだけで，動画を見ることができます！

端末に専用のアプリをダウンロードすれば使用できます。
ARアプリにはさまざまなものがありますが，本書では「COCOAR 2」を採用しています。

1 まず「COCOAR 2」をダウンロードする

「App Store」や「Playストア」から「COCOAR 2」を検索し，ダウンロードします。

※「COCOAR」には，「COCOAR」と「COCOAR 2」の2つがありますが，本書では「COCOAR 2」をダウンロードしてください。

iOS版　Android版

App Store　Playストア　「COCOAR 2」と検索

2 「COCOAR 2」を起動する

ダウンロードが完了したら，アイコンをタップしてアプリを起動します。
カメラの「SCAN」マークが出てくるので，マークをタップしてスキャンモードにします。

※アプリを起動する際にカメラへのアクセスを求められることがあります。

3 「▶AR」のアイコンが付いた写真をスキャンする

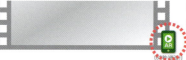

「▶AR」のアイコンの付いた写真をスキャンすると，2～10秒程で動画が始まります。

←——「AR機能」アイコン

※本書Ⅱでは，AR機能に対応した写真には，わかりやすくするために，上記のようにグレーのフレームで囲み「▶AR」のアイコンを付しています。
※スキャン画像のフレームに写真全体が収まるように，カメラの距離を調整して下さい。
※写真をスキャンする際は，明るい場所で正面からスキャンして下さい。スマホ等の端末を縦にかざしても読み込めない際は，横にしてお試し下さい。
※通信環境によっては動画の読み込みに時間がかかったり，写真を認識できなかったりする場合があります。極力通信環境の良いところでご使用下さい。
※推奨環境は，Android：4.0以上，iOS：10.0以上（iPhone, iPad, iPod touchに対応）です（ただし，一部機種によっては動画を読み込めない場合もございます）。
※「COCOAR 2」の使用方法につきましては，以下のURLでも確認できます。
　https://www.youtube.com/watch?v=n1cPyXFQbX4
★事前の予告なくサポートを修了する場合もございますので，動画の再生ができなくなった際は，弊社：克誠堂出版（株）（Tel：03-3811-0995）までお問い合わせ下さい。

I

基礎知識

1. IW-CONPIT開発の経緯
2. IW-CONPITにおける基礎実験と,より効果的な方法
3. 吸引器の工夫
4. IW-CONPITの適応と禁忌

1 IW-CONPIT 開発の経緯

久留米大学医学部形成外科・顎顔面外科学講座　清川　兼輔

❶ はじめに

　局所陰圧閉鎖療法（negative pressure wound therapy：以下，NPWT）は，1997年にArgentaら[1]やMorykwasら[2]によって開発された創傷治療法である。その有効性は非常に高く，わが国でも2010年に保険収載され，現在では創傷治療においてなくてはならない存在となっている。一方，本法の最大の問題点は感染のコントロールができないことで，感染創に用いると感染を逆に悪化させてしまうこともある。このため多くの成書には，感染創への使用は避けるべきと記載されている[3]。まさにこの問題点を解決した画期的な治療法が，われわれの開発した創内持続陰圧洗浄療法（intra-wound continuous negative pressure and irrigation treatment：以下，IW-CONPIT）である[4]。本稿では，その開発の経緯について述べる。

❷ 開発の契機2つ

　本法開発の契機になったことが，2つある。この2つのことが偶然にも同時期に重なって起こったことで，本法が生まれた。この偶然がなければ，著者がその方法に気付くこともなかったであろう。そう考えると，著者は創傷治癒の専門家である形成外科医として非常にラッキーであったし，運命的な出会いであったと感じざるを得ない。以下にその2つの偶然について述べる。

1 300万円を無駄にはできない！

　その偶然の1つは，私の恩師で久留米大学形成外科の先代（初代）教授であられた田井良明先生が，今から約15年前（2002年）にどこかの学会の展示ブースでV.A.C.®システムを購入されてきたことである（図1）。今だから言えることであるが，当時その装置の値段は300万円くらいで，医局の会計を任されていた著者としては非常に困惑したのを覚えている。さらに田井先生から「この機械を使うと，治らん創も治るらしい。とにかく使ってみろ」と指示され，さらに困惑した。というのも，当時わが国にKCI社は存在しておらず，論文も開発者であるArgentaら[1]のものがわずかにあるのみであった。ちょうどその時，心臓外科の病棟に重度の仙骨部褥瘡が1年近く治らず入院し続けていた患者がいた。創には高度の感染があり栄養状態も悪く，今ならNPWTの適応とはならない患者であった。「どうせなら最も治りにくい創に使ってみよう」と考え，当時まだ新入医局員であった守永圭吾君とともにV.A.C.®の使用を試みた。

　使い始めた当初は悲惨であった。フォームは濃汁まみれとなり，毎日の交換が必要で，外来で処置するたびに悪臭が漂っていた。また，創表面の肉芽が黒色に変色しており，当時はフォームの黒色の染料によって染色されたものと思っていた。「海外の製品は本当に質が悪いな」と嘆いていたが，今になって考えると，適正とされていた−125mmHgという陰圧が強すぎて肉芽の表面が壊死に陥っていたためであった。とにかく2人で「これは使いものにならんぞ。どうする？」と語りつつも，「300万円を無駄にはできない」と使用を続けた。

　さらに追い打ちをかけたのがフォームの枯渇であった。毎日の交換をせざるを得なかっ

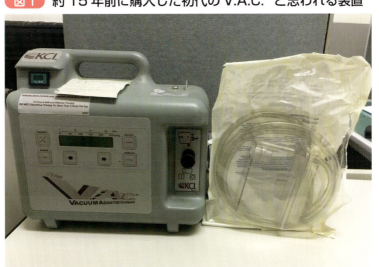

図1 約15年前に購入した初代のV.A.C.®と思われる装置

たため，機械を購入した時にサービスとしてもらった20個のフォームが底をつきかけていた。フォームの値段は1個6,000円と高額であったため，しかたなくフォームを洗って再利用した。今では考えられないことである。ところが，使用し始めてから4週間を過ぎたころより創の肉芽の状態が徐々に良くなり始め，1年以上治らなかった褥瘡を5カ月後には植皮をすることによって治癒させることができた。この症例については当科の守永君が論文にして報告しており[5]，Isagoら[6]とほぼ同時期にNPWT（V.A.C.®）を褥瘡に使用したわが国における初期の症例であったと思われる。

2 脳神経外科のトラブル症例

　もう1つの偶然は，脳神経外科のトラブル症例であった。守永君と2人で毎日外来で頭を悩ませながら，「この治療法では感染のコントロールは不可能で，感染創に使用するのは難しい」と考えていた時期であった。そんなある日，脳神経外科より緊急で手術室に呼ばれた。行ってみると，手術室には悪臭がたちこめ，開頭した患者の脳が溶けていた。この患者は，硬膜外血腫の手術をした後に感染を生じ硬膜外膿瘍となった方で，たまたま同時にその感染創の直下に脳梗塞を生じたため，すでに起こっていた感染によって硬塞部の脳実質がドロドロに溶けた状態になってしまったのである。顔面蒼白の脳神経外科医から「先生，なんとかなりませんか？」と問われ，絶句した。これが脳でなかったら，デブリードマン後に当然開放創のまま二次治癒させるのが原則であったが，それは不可能であった。「とにかく壊死した脳を取れるだけ取ってください」と注文をつけ，その間にどうすべきかを懸命に考えた。

　脳神経外科医から「これ以上は無理です」と言われ創を確認すると，創内には壊死したと思われる脳実質と感染が明らかに残存していた。「創を閉鎖したうえで持続的に洗浄するしかほかに方法はない」と結論を出し，創内に4本のチューブを留置して創を閉鎖し，2本から洗浄液として生理食塩水を流し，残りの2本からその洗浄液を排出することにした。しかし，実際に生理食塩水を流すと縫合創から流出し，創周囲がすぐに水浸しとなった。生理食塩水が創外に漏れないようにするためには創内を陰圧にするしかないと考え，生食ボトルの高さを創と同じにして，ボトルから創内にかかる陽圧を0としたうえで，残りの2本のチューブに持続吸引器（メラサキューム：泉工医科工業社，日本）を連結して陰圧をかけた。これにより創内は常に陰圧に保たれ，その陰圧に引かれて生理食塩水が創内を流れるシステムを作ることができた。まさに創内を陰圧に保ったまま持続洗浄が行える方法，すなわち閉鎖式の創内持続陰圧洗浄療法を考えついた瞬間であった（**図2**）。

　ただし，この際，脳脊髄液も陰圧によって一緒に引かれてくるため，陰圧を弱めの10～15mmHgとし，さらにinとoutを厳重にチェックして髄液の吸引量を1日250ml以下になるよう調節する必要があった。この患者の術後経過については，2週間くらいは

図2 IW-CONPIT のシェーマ

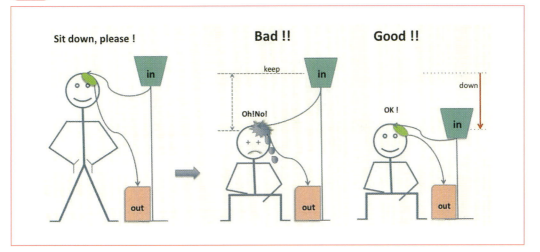

(引用文献3)より引用)

洗浄液が混濁し壊死した脳と思われる浮遊物が多数混入していた。しかし，その後徐々にその混濁が薄くなっていき，3週間後には非常に透明になり，さらに血液検査による炎症所見も改善したため，洗浄を中止しチューブをすべて抜去した。その後感染の再燃はなく，意識レベルの回復は見られなかったものの患者を無事転院させることができた。この時にこの方法を考えついていなければ患者を助けることは不可能であったと思われ，まさに画期的な方法であった。

❸ 開放創への応用

この脳神経外科トラブル症例の治療経験から「創内を陰圧に保ったまま持続洗浄が同時に行えること（閉鎖式 IW-CONPIT）」がわかったので，これをすぐに開放創に応用した。すなわち，フィルムドレッシング材で開放創を完全に密閉腔としてしまえば，原理は同じである。開放創にフォームを充填してそのフォーム内に2本のチューブを留置し，その上をフィルムドレッシング材で被覆した後，一方のチューブを生理食塩水のボトルに，もう一方を持続吸引器（メラサキューム）に連結し，生食ボトルの高さを創と同じにして吸引器を作動させた。創内の陰圧によってフォームが縮み，そしてその陰圧に引かれて生理食塩水がフォームを介して創内を流れ続けたのである。2つの偶然によって，開放創に対する IW-CONPIT が完成した瞬間であった。

一方，この時生じた大きな問題点が，V.A.C.® のフォームがほとんど底をついていたことであった。仕方なく，医局員をホームセンターに行かせ，ありとあらゆる種類のスポン

ジを買ってこさせた。そして，その中から最も適切と思われるもの（スポンジの目が粗く，陰圧で目がつぶれてしまわない程度の硬さを有するもの）をフォームとして選んだ。結局，一番安物（10×13cmで100円）がそれに適していた。このスポンジをフォームとして使用することについては，医療品でなかったため患者と家族によく説明し，同意を得たうえで使用した[3]。15年前は今ほど倫理委員会の審査が厳しくなかったのでできたことであるが，現在はできるだけV.A.C.®やレナシス®（スミス・アンド・ネフュー社，米国）のフォームを用いるようにしている。

❹ 倍以上のスピードで創がきれいに！

その後，本法を数多くの重度感染創の患者に用いたが，その有効性には目を見張るものがあった。とても助からないと思われた重度の縦隔洞炎の患者や，人工血管が露出した縦隔洞炎の患者，腸管が露出した腹壁創離開の患者，脳実質が露出した患者など，以前ではとても治せないと思われた患者を次々と治癒させることができた。また，はっきりした数値で示すことはできないが，われわれが以前行っていた治療の倍以上のスピードで創がきれいになっていく感覚であった。例えば，手術にもっていくまでに3カ月はかかると思われた縦隔洞炎の患者を，ほぼ1カ月以内に手術までもっていくことができた。そして，その5年間の成果を2007年にPRS誌に報告した[4]。

❺ 医師・看護師にもやさしい治療法

以上が，IW-CONPIT開発の経緯である。本法は感染創の治療において極めて有効な方法であり，われわれの施設では，すでになくてはならない治療法の1つである。そして，本法の利点は治療の有効性に留まらない。その他の利点として，①創の早期治癒により入院期間を短縮したこと，②ガーゼやテープなどの医療材料を削減したこと，③医師や看護師の労働力を削減したこと，④感染創内で人工真皮などの異物の使用を可能としたこと，などがある。特に③については，フォームなどの交換は週2回で十分であり，昔のわれわれのように土日や休日にも主治医が出勤して創の包交を行う必要がない。さらに平日においても，医師が空いた時間を自由に設定してフォームなどの交換を行うことができる。すなわち本法は，患者だけでなく医師や看護師にとってもやさしい治療法であるといえる。

労働基準法が医療従事者にも厳しく適用されるようになった現在，装置が勝手に治療を継続してくれる本法は，今後なくてはならない治療法になると著者は考えている。

重要なワンポイントアドバイス

◎IW-CONPITは，持続洗浄（irrigation）とNPWTを同時に行う方法であるが，これを開始する時点と終了する時点とではその役割は大きく異なる．開始時点での創は感染を伴っているため，NPWTを行っても創が治癒に向かうことはない．したがって，感染をコントロールするための持続洗浄を行うことが主目的であり，必要な場合は1日に5,000～7,000mlの洗浄を行うこともある．この持続洗浄によって感染が徐々にコントロールされてくると，今度は創を治癒に向かわせるNPWTの役割（wound bed preparation）が大きくなってくる．洗浄液の量を1日約2,000ml（維持量）とし，感染が鎮静化した段階で最終的には0とする．すなわち，この0となった時点で自動的にNPWTの単独治療に移行されることになる．

　このように，IW-CONPITはすべて同一条件下で行われるのではなく，感染の程度によって持続洗浄とNPWTという2つの役割分担の割合を，洗浄中心からNPWT中心に徐々に変えていく治療法である．したがって，創の感染の程度や肉芽の状態を正しく判断し，それらの役割分担の割合（洗浄○％，NPWT○％）を適切に調整していくことが重要である．

◎洗浄液には原則として生理食塩水を用いる．IW-CONPITでは創面の細胞が常に洗浄液にさらされるため，最も重要なのは洗浄液の浸透圧である．体液と異なった浸透圧の洗浄液を使用すると，創面の細胞がその差によって破壊されることになる．「消毒液や抗生剤を混入するとより効果的ではないか」との質問をよく受けるが，これらはその浸透圧のバランスを崩してしまう可能性が高い．また，消毒液の細胞毒性自体も無視できない．創内の細菌の数を効果的に減少させるためには持続的に洗い続けることが重要であり，以前より整形外科領域では難治性の骨髄炎の治療に用いられている．

　川の流れを想像してもらいたい．流れ続けている川の水は常に綺麗だが，流れが少しでも淀むとすぐに汚染される．すなわち，細菌数を減少させ創内を浄化するためには，水を流し続けて細菌を常に洗い流すことで細菌に増殖のチャンスを与えないことが重要と考えられる．

　なお，最近わが国に導入されたV.A.C.ULTA™（KCI社，米国）は間欠洗浄機能（instillation）を有する装置であり，IW-CONPITとは持続洗浄機能（irrigation）を有する点で異なっている．

◎形成外科医は創傷治療の専門家であり,形成外科医が諦めたらその創傷は治らない。いわば最後の砦である。われわれは本法を用いて,以前ではとても治らないと思われた症例,例えば人工血管が露出した縦隔洞炎なども治癒させてきた。すなわち本法は,最後の砦である形成外科医にとって今後強力なツールの1つとなる。

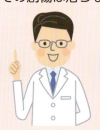

・・・・・・・・・・・・引用文献・・・・・・・・・・・・

1) Argenta LC, Morykwas MJ: Vacuum-assisted closure: a new method for wound control and treatment: clinical experience. Ann Plast Surg 38: 563-576, 1997
2) Morykwas MJ, Argenta LC, Shelton-Brown EI, et al: Vacuum-assisted closure: a new method for wound control and treatment: animal studies and basic foundation. Ann Plast Surg 38: 553-562, 1997
3) 清川兼輔,髙橋長弘:感染創に対する陰圧閉鎖療法の工夫;われわれが開発した創内持続陰圧洗浄療法を中心に.局所陰圧閉鎖療法 V.A.C.ATS®治療システム実践マニュアル,市岡滋ほか編著,pp84-91,克誠堂出版,東京,2011
4) Kiyokawa K, Takahashi N, Rikimaru H, et al: New continuous negative-pressure and irrigation treatment for infected wounds and intractable ulcers. Plast Reconstr Surg 120: 1257-1265, 2007
5) 守永圭吾,清川兼輔,力丸英明ほか:Vacuum Assisted Closure(V.A.C.)による重度仙骨部褥瘡(IV度)の治療経験.日形会誌 24:804-808, 2004
6) Isago T, Nozaki M, Kikuchi Y, et al: Negative-pressure dressings in the treatment of pressure ulcers. J Dermatol 30: 299-305, 2003

2 IW-CONPITにおける基礎実験と，より効果的な方法

久留米大学医学部形成外科・顎顔面外科学講座　守永　圭吾

❶ 研究の目的

　われわれは，局所陰圧閉鎖療法（NPWT）と持続洗浄療法の両者を同時に行う創内持続陰圧洗浄療法（intra-wound continuous negative pressure and irrigation treatment：以下，IW-CONPIT）を開発し，その後も本法の感染創に対する高い有効性について報告してきた[1]。一方，本法を行ううえで，どのような洗浄方法が最も有効かについては十分な検討がなされておらず，本法を開発したわれわれ自身も明確な指針のないまま用いてきたのが現状であった[1〜3]。特に，洗浄側と吸引側の2本のチューブ間で洗浄液が短絡するなどの問題点が指摘され，創全体がくまなく洗浄されているかについては不明な点が多かった。

　感染創では，創全体が十分に洗浄されていないとその効果が半減する。このため，われわれは形の異なる3種類の創モデルを作製し，IW-CONPIT実験装置を用いて墨汁の流れを見ることで，洗浄用チューブと吸引用チューブの最適な留置位置とチューブの種類について基礎実験を行い，最も洗浄効率の良い方法を検討した。

❷ 方　法

　実験には，IW-CONPIT実験装置（**図1**）と，深さと形状の異なる3種類の創モデルを作製した（**図2**）。
　まず，フォーム材を創モデル内腔の形状に合わせてトリミングし，そのフォーム材を創モデル内に充填後，洗浄用チューブと吸引用チューブをフォーム材の中に留置した。その

図1 IW-CONPIT 実験装置

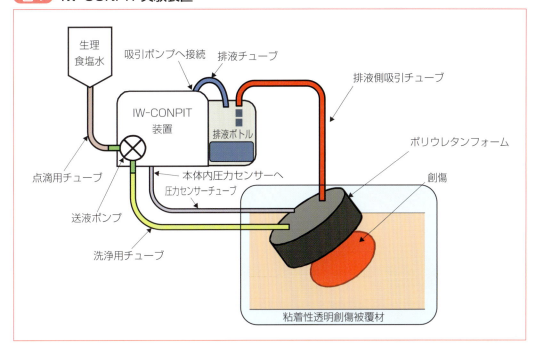

図2 創モデル

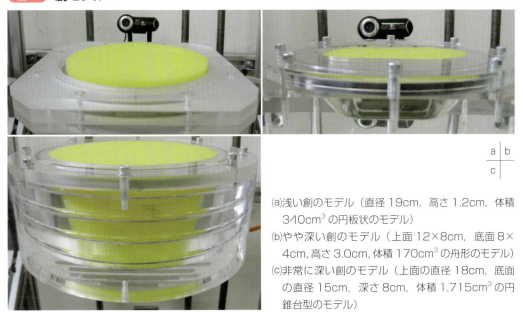

(a)浅い創のモデル（直径19cm，高さ1.2cm，体積340cm^{3}の円板状のモデル）
(b)やや深い創のモデル（上面12×8cm，底面8×4cm，高さ3.0cm，体積170cm^{3}の舟形のモデル）
(c)非常に深い創のモデル（上面の直径18cm，底面の直径15cm，深さ8cm，体積1,715cm^{3}の円錐台型のモデル）

上をフィルム材で密閉した．なお，使用したチューブは，先端のみが開いているノーマルチューブ（図3-a），側溝のあるフラットチューブ（図3-b），直接フィルム材に貼れるフランジチューブ（図3-c）を使用した．

　洗浄効率を検証するため，墨汁をフォーム内に均等に滴下（図4）あるいは側管から注

図3 チューブの種類

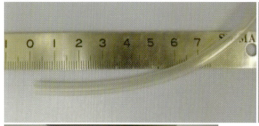
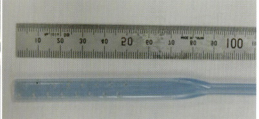
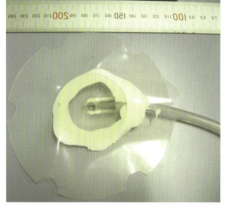

a	b
c	

(a)ノーマルチューブ
(b)フラットチューブ
(c)フランジチューブ

図4 スポンジに墨汁を均等に滴下した状態

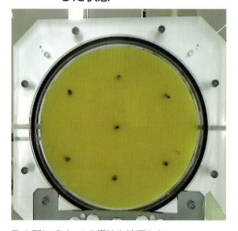

7カ所に0.1mlの墨汁を滴下した。

入し，それらが消失していく状況を経時的にカメラで撮影・記録した。それらの写真で墨汁の残存状態を，10分後，1時間後，2時間後，定常状態の時点で，肉眼的に観察した。

■実験1：浅い円板状の創モデル（**図2**-a）を用いた実験を行った。①ノーマルチューブ，②フラットチューブ，③フランジチューブをそれぞれ組み合わせて3種類の実験を行い，創を底面側から経時的に撮影した。

■実験2：やや深い創のモデル（**図2**-b）を用いた実験を行った。また，底面だけでなく側面からの2方向で撮影を行った。

■実験3：非常に深い創のモデル（**図2**-c）を用いた実験で，1mlの墨汁を洗浄用チューブの側管より注入し，底面と側面からの2方向で撮影を行った。

■実験4：重力による洗浄液の流れを検証するため，実験1で使用した創モデルを垂直状態に固定し経時的に撮影した。

本実験での洗浄流量は，実験1，2，4では200ml/hrとし，実験3では400ml/hrとした。すべての実験で陰圧は100cmH_2Oとした。

③ 結　果

■**実験1-①**：洗浄用チューブと吸引用チューブともに，ノーマルチューブの先端を創縁近くの対角線上の位置に留置した形式のものが最も効率よく洗浄できるという結果であった（**図5**）。

図5 実験1-①の形式

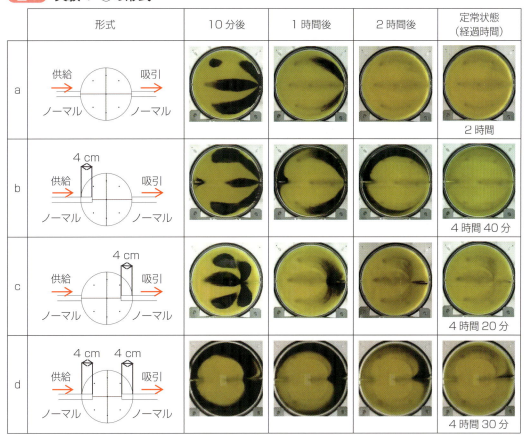

(a) ノーマルチューブの洗浄用チューブを創モデル辺縁に留置，ノーマルチューブの吸引用チューブを創モデル辺縁に留置
(b) ノーマルチューブの洗浄用チューブを創モデル辺縁より4cm挿入，ノーマルチューブの吸引用チューブを創モデル辺縁に留置
(c) ノーマルチューブの洗浄用チューブを創モデル辺縁に留置，ノーマルチューブの吸引用チューブを創モデル辺縁より4cm挿入
(d) ノーマルチューブの洗浄用チューブを創モデル辺縁より4cm挿入，ノーマルチューブの吸引用チューブを創モデル辺縁より4cm挿入

■**実験1-②**：いずれの形式においても，フォーム材の中に挿入されたフラットチューブに沿って墨汁が残存していた（**図6**）。

図6 実験1-②の形式

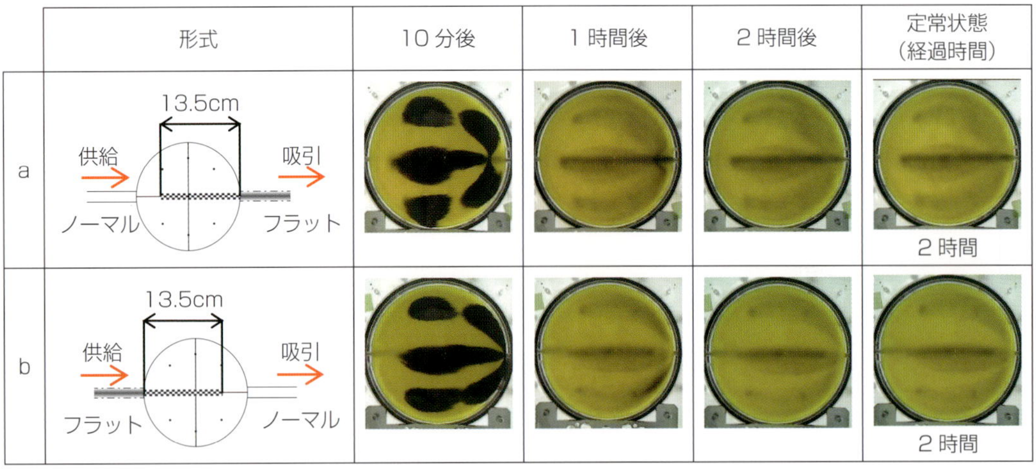

	形式	10分後	1時間後	2時間後	定常状態（経過時間）
a	13.5cm／供給→ノーマル／吸引→フラット				2時間
b	13.5cm／供給→フラット／吸引→ノーマル				2時間

(a) ノーマルチューブの洗浄用チューブを創モデル辺縁に留置，フラットチューブの吸引用チューブを創モデル辺縁より13.5cm挿入
(b) フラットチューブの洗浄用チューブを創モデル辺縁より13.5cm挿入，ノーマルチューブの吸引用チューブを創モデル辺縁に留置

■**実験1-③**：フランジチューブでは，洗浄効率が悪いことが確認された（**図7**）。

図7 実験1-③の形式

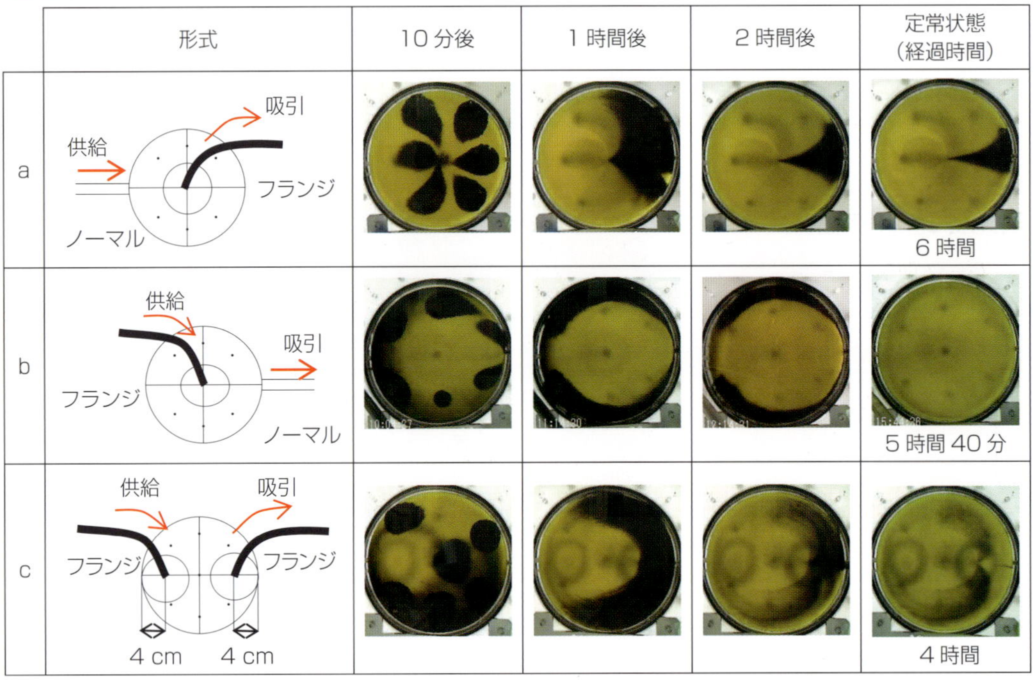

	形式	10分後	1時間後	2時間後	定常状態（経過時間）
a	供給→ノーマル／吸引→フランジ				6時間
b	供給→フランジ／吸引→ノーマル				5時間40分
c	供給→フランジ／吸引→フランジ（4cm，4cm）				4時間

(a) ノーマルチューブの洗浄用チューブを創モデル辺縁に留置，フランジチューブの吸引用チューブを創モデル中央に貼付
(b) フランジチューブの洗浄用チューブを創モデル中央に貼付，ノーマルチューブの吸引用チューブを創モデル辺縁に留置
(c) フランジチューブの洗浄用チューブとフランジチューブの吸引用チューブをそれぞれ創モデル辺縁より4cm離して貼付

■**実験2**：最も効率よく洗浄されていたのは，実験1-①と同様に洗浄用と吸引用チューブともにノーマルチューブを用い，それぞれの先端を対角線上の創縁近くに留置した形式であった（**図8**）。

図8 実験2の形式

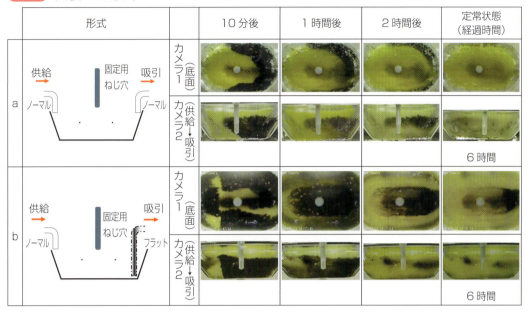

ⓐノーマルチューブの洗浄用チューブを創モデル辺縁に留置，ノーマルチューブの吸引用チューブを創モデル辺縁に留置
ⓑノーマルチューブの洗浄用チューブを創モデル辺縁に留置，フラットチューブの吸引用チューブを創モデル辺縁より底面に挿入

■**実験3**：創底面が最も効率よく洗浄できていたのは，洗浄用と吸引用チューブともにノーマルチューブを用い，その先端を創面の底面近くの対角線上の両端に留置した形式であった（**図9**）。

図9 実験3の形式

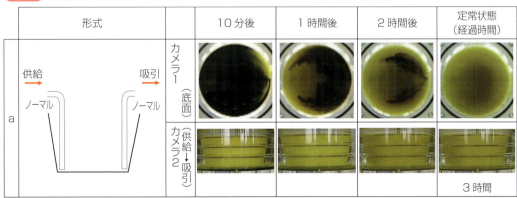

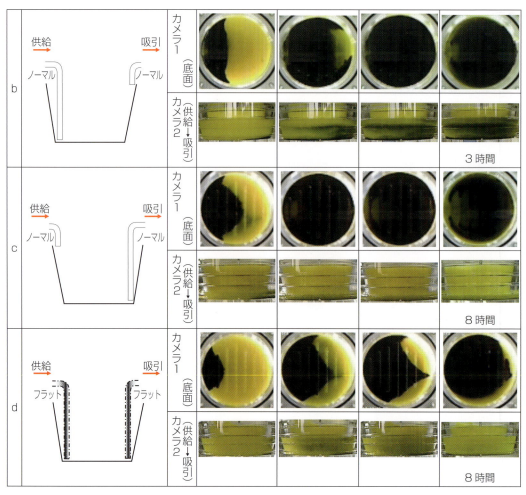

(a)ノーマルチューブの洗浄用チューブを創モデル辺縁より底面に挿入,ノーマルチューブの吸引用チューブを創モデル辺縁より底面に挿入

(b)ノーマルチューブの洗浄用チューブを創モデル辺縁より底面に挿入,ノーマルチューブの吸引用チューブを創モデル辺縁に留置

(c)ノーマルチューブの洗浄用チューブを創モデル辺縁に留置,ノーマルチューブの吸引用チューブを創モデル辺縁より底面に挿入

(d)フラットチューブの洗浄用チューブを創モデル辺縁より底面に挿入,フラットチューブの吸引用チューブを創モデル辺縁より底面に挿入

■**実験4**:重力に逆らった方向に洗浄する形式が最も洗浄効率が良かった(**図10**)。

図10 実験4の形式

	形式	10分後	1時間10分後	2時間10分後	定常状態 (経過時間)
a	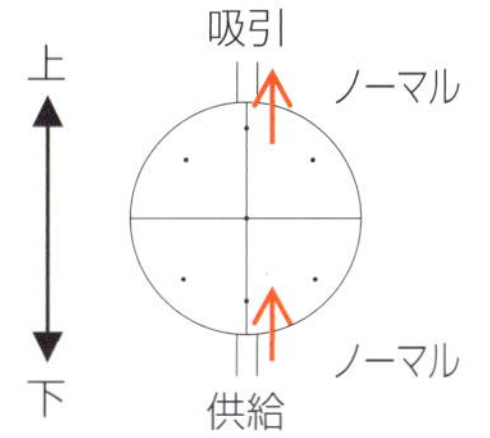 吸引(上)ノーマル / 供給(下)ノーマル	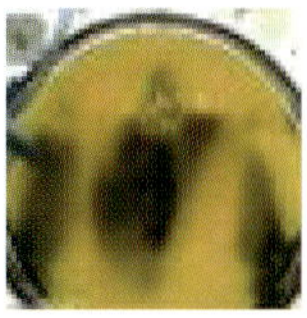	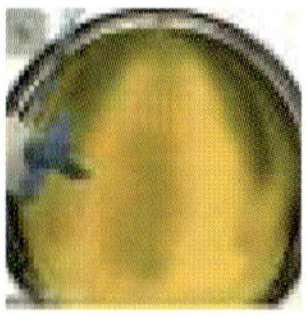	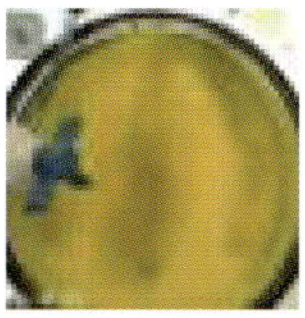	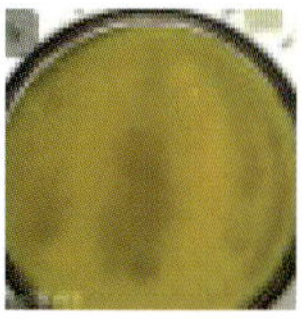 2時間
b	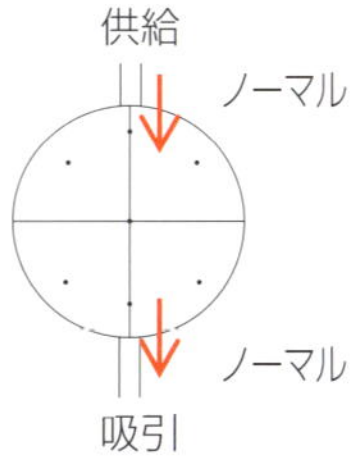 供給(上)ノーマル / 吸引(下)ノーマル	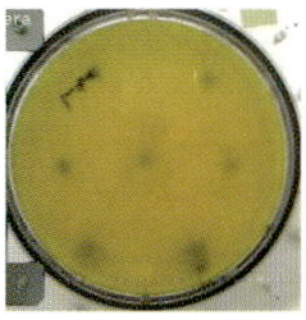	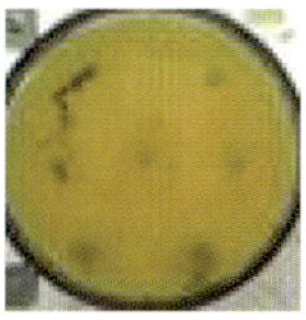	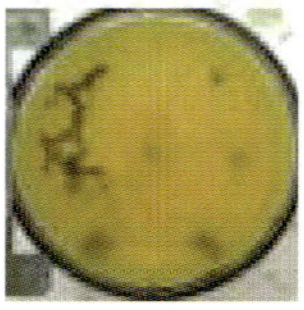	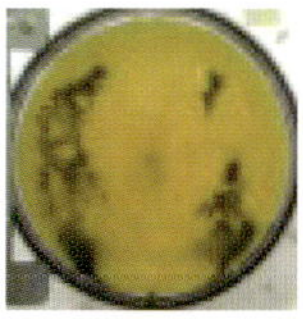 4時間40分
c	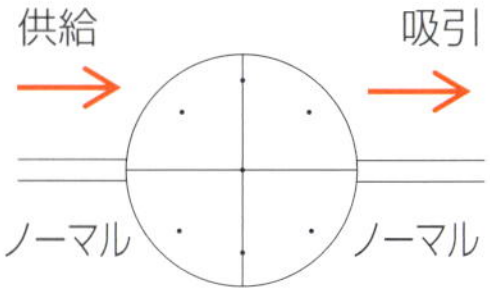 供給→ 吸引→ ノーマル ノーマル(水平)	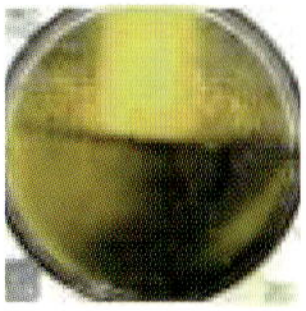	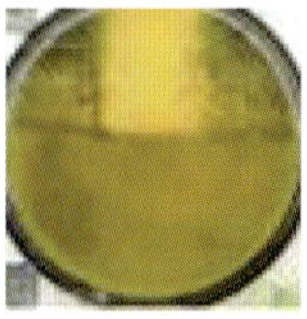	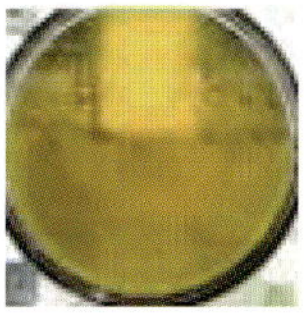	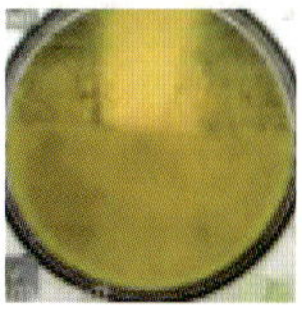 4時間20分

　それぞれの方法とも,ノーマルチューブの洗浄用チューブとノーマルチューブの吸引用チューブを創モデル辺縁に留置した。
(a)洗浄用チューブを下方に,吸引用チューブを上方に留置。洗浄液は垂直上方へ流れる仕組み。
(b)洗浄用チューブを上方に,吸引用チューブを下方に留置。洗浄液は垂直下方へ流れる仕組み。
(c)洗浄用チューブ・吸引用チューブともに水平方向に留置。洗浄液は水平方向へ流れる仕組み。

ワンポイントアドバイス

◎臨床上最も遭遇する難治性潰瘍や感染創は，実験1や実験2のように比較的浅く，また舟形をしていることが多い。先端の1カ所のみに穴のあいたノーマルチューブを洗浄用チューブと吸引用チューブの両方に用い，それらの先端を創の対角線上の両端に留置する形式，すなわち洗浄と吸引を創の両端の点と点で行うことで，創全体に対する最も良い洗浄効果が得られる（図5）。

◎側溝の開いたチューブや局所陰圧閉鎖療法で用いられるフランジチューブでは，洗浄効率が悪くなる（図6，7）。

◎非常に深い創では，同様に先端のみが開いているノーマルチューブを洗浄用と吸引用チューブの両方に使用し，その先端を創底面近くの対角線上の両端に留置する形式が創底面の洗浄効果において最も効率的である（図9）。したがって縦隔洞炎や膿胸などの深い創では，この形式を使用する。また，深いところが2カ所に分かれているような創では，洗浄用と吸引用のチューブの数を2本ずつにするなどの工夫が有効である。

◎患者が立位や坐位をとった場合，重力と逆行する形で洗浄を行うことが効率的である（図10）。したがって，縦隔洞炎や腹部離開創などのように比較的縦に長い創では，尾側より生理食塩水を流し頭側から吸引する方が効率的である。しかし，重力に逆らって洗浄液を上方に吸い上げることが必要であることから，患者が立位や坐位をとった場合は，その分陰圧を強くすることが必要である。

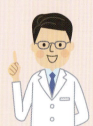

引用文献

1) Kiyokawa K, Takahashi N, Rikimaru H, et al: New continuous negative-pressure and irrigation treatment for infected wounds and intractable ulcers. Plast Reconstr Surg 120: 1257-1265, 2007
2) 西由起子，守永圭吾，渡部功一ほか：腹部創感染・離開に対する創内持続陰圧洗浄療法の有用性．創傷2：20-25，2011
3) 守永圭吾，清川兼輔：重度感染創に対する創内持続陰圧洗浄療法．形成外科56：1173-1179，2013

3 吸引器の工夫

久留米大学医学部形成外科・顎顔面外科学講座　山内　大輔

❶ はじめに

　創内持続陰圧洗浄療法（intra-wound continuous negative pressure and irrigation treatment：以下，IW-CONPIT）の回路は主に洗浄液ボトル，洗浄用チューブ，フォーム，吸引用チューブ，排液ボトル，吸引器で構成される（**図1**）。2017年現在，IW-CONPIT専用の機材が存在しないため，吸引器は医療用に使用されるさまざまな陰圧デバイスで代用されている。そのため，IW-CONPITにおける吸引器は，①院内に設置されている壁掛け式吸引器，②胸腔内などの排気・排液用に使用される電動式低圧吸引器，③局所陰圧閉鎖療法（negative pressure wound therapy：以下，NPWT）用の陰圧デバイス，の大きく3種類が用いられている。

　本稿では，これらの吸引器の特徴や使用法の工夫，注意点などについて述べる。

図1 IW-CONPITにおける回路の略図

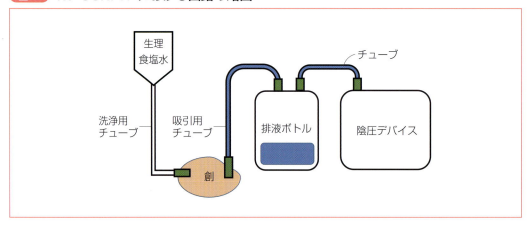

2 壁掛け式吸引器

1 概　要

病院の病室などに常設されている，吸引用の配管に接続する壁掛け式吸引器へ吸引用チューブを接続することにより，IW-CONPIT を施行する（図2）。

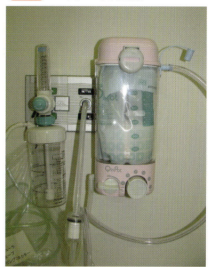

図2　壁掛け式吸引器

2 特　徴

壁掛け式吸引器の利点は，排液ボトルと吸引器の構造が単純であり，かつ喀痰除去などほかの医療行為において以前より広く使用されていることである。このため，看護師をはじめとした医療スタッフが操作方法を熟知しており，機械操作の際にミスが比較的起こりにくい。また，陰圧の調整幅が0～最大－60kPa（約－450mmHg）までと広いことや，病院内に一般に設置されている機材であるため低コストであるなどの利点もある。

一方欠点としては，陰圧の微調整を行うことが困難であることや，吸引器が壁に固定されていることからベッドからの移動ができないことなどがある。

3 使用法および注意点

ベッドからの移動ができないという点から，壁掛け式吸引器を IW-CONPIT に使用する場合には，通常 ADL が低く離床ができない患者に適応は限られる。しかし，創傷が広く複数の吸引用チューブから十分な陰圧をかける必要がある場合などには有用である。

一方，陰圧の微調整が困難であることから，低圧での陰圧管理を必要とする虚血性皮膚潰瘍などに対しては使用を避けた方がよい。

複数の吸引用チューブに対して1つの吸引器で陰圧をかける場合には，Y字管を用いて接続する。吸引用チューブおよびY字管の接続部分がともにプラスチック製であることが多いため，その場合は吸引器へ接続するチューブの一部を切って吸引用チューブとY字管の間に接続するとよい。

また，一般に壁掛け式吸引器の陰圧調整の単位は kPa で表示されていることが多い。そのため，IW-CONPIT に使用するにあたっては，mmHg から kPa に単位を調整する

必要がある。単位換算の公式は以下のとおりである。

mmHg × 0.133 = kPa

すなわち，100mmHg = 13.3kPa となる。

実際には，壁掛け式吸引器での陰圧は誤差幅が大きいため，実用するにあたっては上記の公式により設定陰圧を計算するだけでなく，陰圧をかけた時のフォームの状態（収縮度や硬さなど）を評価することや，場合によってはマノメーターなどを使用して創傷にかかる陰圧を実測することが推奨される。

③ 電動式低圧吸引器

1 概　要

電動式低圧吸引器（メラサキューム：泉工医科工業社，日本）もまたほとんどの病院に常備されており，一般的に使用しやすい吸引器の1つである。電動式低圧吸引器には付属の1,000～2,000mlの専用排液ボトルがあり，そのまま IW-CONPIT における排液ボトルとして使用することが可能である。そのため，IW-CONPIT として使用する場合には，吸引用チューブを電動式低圧吸引器へ直接接続するだけでよく，回路の作製も簡単である（**図3**）。

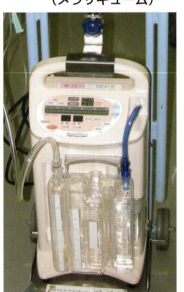

図3 電動式低圧吸引器（メラサキューム）

2 特　徴

電動式低圧吸引器は一般的な医療器具としてほとんどの施設で常備されているため，機器の扱いに関しても医療スタッフが習熟していることが多い。

陰圧設定に関しては，0～－50cmH$_2$O（0～－36.8mmHg）までの陰圧をかけることが可能であるが，機器の仕様上，比較的低圧の陰圧までしかかけることができない。そのため，IW-CONPIT に使用する際には創内が陽圧となり水漏れを起こさないように，生食ボトルの高さが創部よりも高くならないよう特に厳重な管理が求められる[1]。一方，陰圧調整を1cmH$_2$O単位で微調整することが可能であり，脳表や髄腔内および虚血肢などの非常に低圧で微妙な陰圧調整が要求される状況など，ほかの吸引器では対応困難な特殊な状況においても使用することが可能である。

また，約1時間の充電機能を有しており，病院内などの範囲内であれば患者は自由に移動することができる。さらに，機器自体に排液ボトルが備え付けられていることに加え，排液ボトルを含めた機器の大きさが比較的コンパクトかつ軽量であることから，点滴台などに取り付けて移動式の回路を作製するのが容易なこともメリットの1つである（**図4**）。

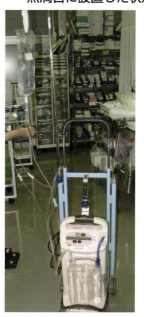

図4 メラサキュームによるIW-CONPITの回路を点滴台に設置した状態

③ 使用法および注意点

機器の陰圧設定の単位がcmH_2Oであるため，機器の使用にあたってmmHgへの変換を行う必要がある。単位換算の公式は以下のとおりである。

$cmH_2O = 0.735 \times mmHg$

$mmHg = 1.35 \times cmH_2O$

低圧でしか陰圧をかけることができないことから，通常の陰圧設定は上限の－50cmH_2O（－36.8mmHg）とされることが多い。ただし，対象が虚血性足潰瘍などの特に低圧であることが必要とされる状況においては，われわれは陰圧を－35～－40cmH_2O（－25.7～－33.1mmHg）程度に設定している。また，脳表や髄腔内などに使用する場合にはさらに低圧の－10～15cmH_2O（－7.4～11mmHg）とし，inとoutをチェックして髄液の吸引量が1日250ml以上にならないように陰圧調整を行うことが重要である（本書Ⅲ-1「頭部の感染創―閉鎖式創内持続陰圧洗浄療法―」51～52頁参照）。

④ NPWT用の陰圧デバイス（V.A.C.®やRENASYS®）

① 概　要

NPWTによる創傷治療を目的とした既存の陰圧デバイスであり，難治性皮膚潰瘍の治療に特化した陰圧の設定および調整を行うことが可能である。

② 特　徴

NPWT用の陰圧デバイスをIW-CONPITとして使用する場合，専用の吸引用チューブやフォーム・フィルムにより創面を被覆する際に，同時に洗浄用チューブを組み込むこと

で回路を作製する（図5）。

製品により異なるが，−25〜−200mmHg程度の陰圧調整を10〜25mmHgごとに調節することが可能である。このように比較的強い陰圧をかけることが可能であるため，IW-CONPITとして使用する場合に水漏れを起こしにくいという利点もある。また，機械によっては創面にかかる陰圧をセンサーで感知して陰圧を自動的に調整する機能を有するデバイスも備えているため，より精密な陰圧管理が可能である[2]。

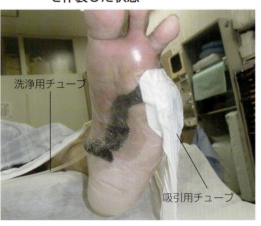

図5 NPWT用の回路に洗浄用チューブを組み込み，IW-CONPITの回路を作製した状態

3 使用法および注意点

NPWT用の陰圧デバイスの陰圧設定の単位はmmHgで表現される。そのため，陰圧の単位変換を行う必要はない。また，NPWT用の陰圧デバイスに付属するキャニスターの容量はその多くが1,000ml以下であるため，IW-CONPITとして使用する場合，キャニスターと吸引用チューブの間に排液ボトルを設置する必要がある。この場合，Ｉ字管や壁掛け式吸引器のチューブなどを利用して排液ボトルとの接続を行うとよい。

NPWT用の陰圧デバイスもメラサキュームと同様に数時間の充電機能を有しているため，歩行や車いすでの移動が可能である。このような場合には陰圧デバイスおよび排液ボトルを点滴台などに固定する必要がある。電動式低圧吸引器に比べると若干固定が煩雑ではあるが，NPWT用の陰圧デバイスも排液ボトルもそれぞれ単独で点滴台へ固定すること自体は臨床現場でよくなされていることであり，特別な機材などを必要とすることはない（図6）。

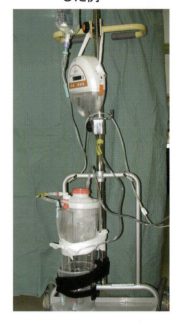

図6 NPWT用の陰圧デバイスをIW-CONPITの回路として点滴台に固定した例

ワンポイントアドバイス―3種類の吸引器の使い分け―

◎現在，IW-CONPITの施行を目的とした吸引器は存在しないため，壁掛け式吸引器や電動式低圧吸引器またはNPWT用の陰圧デバイスなどが陰圧の力源として用いられている。これらの吸引器はそれぞれ異なる利点・欠点を有するので，それらをよく理解し有効に使い分けることが重要である（表1）。

◎また，陰圧の単位や吸引力などの規格がそれぞれ異なっており，使用の際には単位換算や，症例により陰圧の設定についてよく検討する必要がある（表2）。

◎ただし，「どこの施設でも誰でもが行える」というコンセプトからすると，ほとんどの病院に常備されているメラサキュームが最も有用である。今後，本法専用の機器の開発が望まれる。

表1 症例の特徴とそれに対する吸引器の使用の目安

	広範囲の創	脳表など	虚血性潰瘍	歩行・移動が必要な患者	腸管露出創
壁掛け式吸引器	◎	×	×	×	×
電動式低圧吸引器	△	◎	◎	◎	○
NPWT用の陰圧デバイス	○	×	○（低圧）	○	○（低圧）

表2 単位換算

	mmHgからの変換式	25mmHg	50mmHg	75mmHg	100mmHg	125mmHg
hPa	1.33×mmHg	33.3hPa	66.7hPa	100hPa	133hPa	167hPa
kPa	0.13×mmHg	3.33kPa	6.66kPa	10kPa	13kPa	16.7kPa
cmH_2O	1.35×mmHg	34cmH_2O	68cmH_2O	102cmH_2O	135cmH_2O	170cmH_2O

―――――――引用文献―――――――

1) Kiyokawa K, Takahashi N, Rikimru H, et al: New continuous negative-pressure and irrigation treatment for infected wounds and intractable ulcers. Plast Reconstr Surg 120: 1257-1265, 2007
2) MdNulty A, Spranter I, Courage J, et al: The consistent delivery of negative pressure to wounds using reticulated, open cell foam and regulated pressure feedback. Wounds 22: 114-120, 2010

4 IW-CONPITの適応と禁忌

宗像水光会総合病院形成外科　寺田小百合
形成外科王丸クリニック，久留米大学医学部形成外科・顎顔面外科学講座　王丸　陽光

① はじめに

　創内持続陰圧洗浄療法（intra-wound continuous negative pressure and irrigation treatment：以下，IW-CONPIT）においては，局所陰圧閉鎖療法（negative pressure wound therapy：以下，NPWT）の効果に加えて，24時間持続的に洗浄を行うことによって，細菌の増殖を抑制し感染を速やかに鎮静化することができる。そのためIW-CONPITは，NPWTと比較して感染創を中心に適応が拡大されてきた。

　一方，腸管皮膚瘻や髄液漏など体液の漏出を伴う創傷でIW-CONPITを行う場合には，体液の漏出量のコントロールを行ううえで，陰圧の強さの設定や洗浄液のin-outのバランスチェックを十分に行うことが重要となる。

　本稿では，IW-CONPITの適応となる創傷と，その創傷に施行する際の注意点および禁忌となる創傷について述べる。

② 適　応

① 感染を伴う創傷（難治性潰瘍，褥瘡，縦隔洞炎，壊死性筋膜炎，術後創離開など）

　市岡ら[1]は，創処置における洗浄後の創内の細菌数について，創洗浄後12～24時間では，創洗浄直後と比較して70～90％まで細菌数が戻ると報告している。そのため，創内の細菌数を減少させるためには最低でも1日に2～3回の洗浄処置が必要となる。

また，陰圧システムのみであるNPWTにおいては，感染を伴う創傷に用いることは原則禁忌とされている[2)〜9)]。

　2017年8月よりV.A.C. ULTA™（KCI社，米国）がわが国でも保険適用となった。本法（IW-CONPIT）との違いは，本法が持続洗浄（irrigation）機能を有するのに対し，V.A.C. ULTA™が間欠洗浄機能（instillation）を有する点である。以前より整形外科領域で骨髄炎に対し持続洗浄（保険収載：J 040-2）が行われていることや，創の洗浄後数時間以内に細菌数は50％以上に回復するという市岡ら[1)]の報告を考慮すると，持続的に洗浄した方が感染のコントロール（細菌数の減少）の点では明らかに有利と考えられる。したがって，IW-CONPITは重度のものも含めすべての感染創で適応となるが，間欠洗浄を有する装置を重度の感染創で使用すると，感染をコントロールできない可能性がある。すなわち本法は，すべての感染創に対して適応可能な極めて有効な治療法であるといえる（図1）[2)〜8)]。

図1 【症例1】89歳，男性，仙骨部褥瘡感染

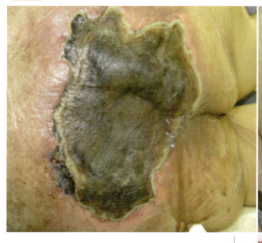
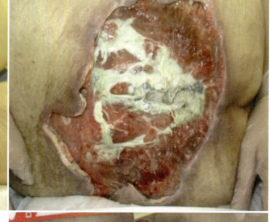
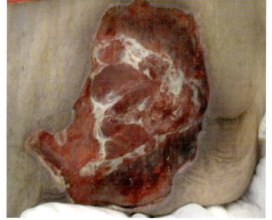

a | b
―
c

壊死組織が残存する(a)や(b)でIW-CONPITを行っても感染のコントロールはできない。(c)の状態でIW-CONPITを開始し，残存した壊死組織には交換時に適宜デブリードマンを追加する。

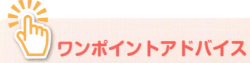

ワンポイントアドバイス

◎広範囲な壊死組織がある創傷にIW-CONPITを行っても十分な効果を得られない。また，洗浄液中に浮遊する壊死組織がフォームや吸引用チューブの閉塞の原因となる。そのため，IW-CONPITの施行前に十分なデブリードマンを行うことが重要である。

◎創部の形態によっては，洗浄が十分に行き届かず感染を助長させてしまう可能性がある。そのため，ポケットなどを有する創傷に対してはポケット切開やデブリードマンを十分に行ったうえで，創全体をくまなく洗浄できるようにフォームや洗浄用・吸引用チューブの留置を適切な位置に行うことが重要である（本書I-2「IW-CONPITにおける基礎実験と，より効果的な方法」参照)[9]。

2 人工物（人工血管，人工関節，人工骨など）の露出を伴う創傷

人工物が露出している創傷については，治療を行う際に人工物を除去することが創傷治癒の原則である。しかし実際には，人工血管や人工関節などの人工物を抜去することが困難な創傷もある。そのような場合には，創部の感染を速やかに鎮静化させることと，筋（皮）弁や大網弁で被覆する前に人工物周囲のwound bed preparationを行うことが必須である。これらを可能としたのがIW-CONPITであり，筋（皮）弁や大網弁移植術後の再感染のリスクを低下させることができる（図2）。

図2 【症例2】59歳，男性，人工心臓周囲感染（緑膿菌感染）

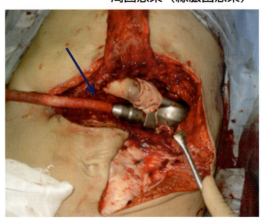

IW-CONPITを用いて感染を鎮静化させたことにより，術後感染のリスクを低下させることができる。ドライブライン（矢印）のような複雑な形状を有するものには，血流が豊富な筋弁などで被覆することによって感染をコントロールする。

ワンポイントアドバイス

◎人工物には凹凸などの複雑な形状を有するものもあるため，十分に洗浄できず感染が増悪する場合がある。そのため，十分に洗浄や吸引ができるように創や人工物の形状に合わせてフォームをトリミングしたり，チューブを適切な位置に留置することが重要である（図3）。

図3 IW-CONPITの断面図（臓器露出あり，人工真皮使用）

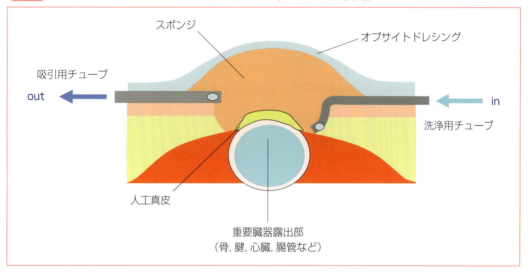

（引用文献2）より引用一部改変）

3 感染を生じやすい汚染創（開放骨折のGustilo type ⅢBなど）

広範な皮膚欠損を伴う開放骨折（Gustilo type ⅢB）などの高エネルギー外傷においては，受傷後に感染を生じ骨髄炎を併発するリスクが高い。そのため，筋（皮）弁で被覆する前に骨髄炎を予防する目的でIW-CONPITを行うことは非常に有効である[10)11)]。

また，軟部組織の損傷も伴っている場合には，受傷直後の段階では壊死となる範囲を明確に判断できないことが多々ある[12)13)]。IW-CONPITでは，感染をコントロールしつつ壊死の範囲を見極め，壊死が進行した部分のみを追加でデブリードマンすることが可能である。これにより，デブリードマンの範囲を最小限に留め，最終的に行う植皮や筋（皮）弁移植術を安全かつ確実に行うことができる。

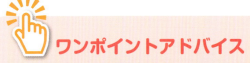 ワンポイントアドバイス

◎骨や腱は血流に乏しい組織であるため，それらが露出した創では，肉芽による被覆を目的として人工真皮を貼付したうえでIW-CONPITを行う（図3）。人工真皮は異物であるが，IW-CONPITが持続洗浄機能を有するため感染創でも使用できる[2]~[8]。

◎この際，人工真皮にメスでドレナージ孔を多数あけておくこと，もしくはメッシュ型の人工真皮を用いることが重要である（図4）。

◎感染が重度な間は人工真皮は生着しないので，フォームの交換時に古いものは洗い流して新しいものを繰り返し貼付する。持続洗浄によって感染がコントロールされてくると，人工真皮内に自然に組織が進入し，肉芽が形成される。

◎外傷などの急性期の創傷においては，軟部組織が血行不良によって壊死の進行を来たす場合が多い。そのため，IW-CONPITの交換の際には十分に創の確認を行い，壊死組織があればデブリードマンを追加する。

4 心臓や腸管などの重要臓器の露出を伴う術後離開創

縦隔洞炎や汎発性腹膜炎などでは，重度の創感染を生じているだけでなく，心臓や腸管など重要臓器の露出を伴っている場合がある。NPWTはそのような創傷に対しては禁忌とされている。しかし，IW-CONPITでは，陰圧を$-50\text{cmH}_2\text{O}$（-38mmHg）以下の低めに設定し，さらにそれらの臓器露出部を人工真皮で被覆することによって，安全かつ有効に本法を行うことが可能である[14]~[19]（**図3〜5**）。

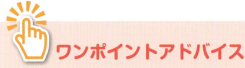 ワンポイントアドバイス

◎心臓や腸管などの重要臓器が露出した症例では，フォームを直接臓器表面に置くと臓器からフォーム内に肉芽が入り込んでくる。このため，腸管や心臓のように動く臓器ではその動きによって，またフォームを創面より剥がす際に，それらの臓器を損傷してしまうリスクが高い。したがって，臓器を保護することを目的として，必ずシリコン膜を有する人工真皮を貼付したうえで本法を施行する。

5 臓器と交通する瘻孔（腸管皮膚瘻，肺瘻など）を伴う創傷

臓器と交通する瘻孔がある創傷で，IW-CONPITを効果的に行うためには，瘻孔の状

図4　【症例3】70歳，男性，冠動脈バイパス術後縦隔洞炎（心筋露出）

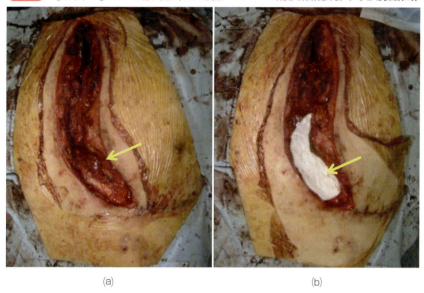

(a)　　　　　　　　　　　　　　　(b)

　心臓が露出し（(a)矢印），右房に穿孔を認める症例でも，ドレナージ孔をあけた人工真皮を貼付することで IW-CONPIT を開始することが可能である（(b)矢印）。
（引用文献2）より引用）

図5　【症例4】84歳，男性，直腸癌術後創離開（小腸瘻合併例）

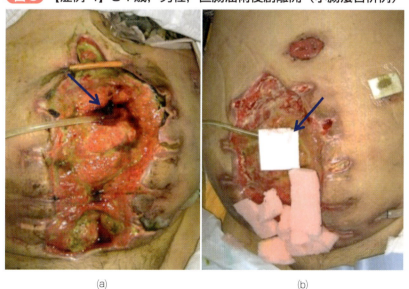

(a)　　　　　　　　　　　　　　　(b)

　小腸瘻（(a)矢印）から漏出する腸液により創の強い汚染を認める場合は，小腸瘻にドレーンを挿入した後，IW-CONPIT を開始する。その際，小腸瘻部には人工真皮を貼付し保護することが重要である（(b)矢印）。
（引用文献2）より引用）

態を把握したうえでそれに対する前処置を行うことが必要である。特に腸管皮膚瘻を伴う創傷においては，腸液によって創傷の組織壊死が進行する可能性がある。そのため，腸液

が創傷に漏出しないように瘻孔から腸管内にチューブを留置し，腸液のドレナージを行ったうえで IW-CONPIT を行う。また肺瘻については，エアリークや洗浄液の肺への流入が問題となるため，瘻孔部を人工真皮などで被覆したうえで本法を行うことが重要である[17][18]（図5）。

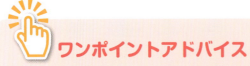

ワンポイントアドバイス

◎瘻孔に対する処置と，その周囲の創傷に対する処置を分けて対応することが重要である。このような瘻孔のある症例では IW-CONPIT によって創の状態を増悪させてしまう可能性もあるので，施行前に瘻孔に対するドレナージなどの処置を十分に検討しておく必要がある[19]。

6 硬膜外膿瘍などの骨弁除去後に髄液漏を伴う創傷

硬膜外膿瘍術後に閉鎖式の IW-CONPIT を行うことによって，閉鎖創でも感染をコントロールすることが可能である（図6）[2][20]。しかし，髄液漏を伴っている場合[21]は，髄液が陰圧によって過剰に吸引されてしまう場合がある。髄液の産生量が1日500ml（成人）であることから，IW-CONPIT を行う際の1日の排液量（out）が洗浄量（in）より1日生産量の半分の250ml以下となるように陰圧の強さを調節し，脳圧の低下を防止する。

ワンポイントアドバイス

◎洗浄液の液面の高さと創部を同じ高さに維持することで，創（頭部）にかかる陽圧を0に維持することができる。しかし，頭の高さ（創部の高さ）が変わることによって，創内の陰圧の強さが変わってくる。特にメラサキューム（最大陰圧−50mmHg）を併用している場合，洗浄液の高さが頭部よりも50cm以上高くなると，創内が陽圧となり創から洗浄液が漏れ出てくることになる。このため，体位を変更する場合やベッドをギャッジアップする際には，創と洗浄液のボトルの高さの関係（原則同じ高さ）が変わらないように注意する必要がある。

図6 【症例5】53歳，男性，硬膜外膿瘍

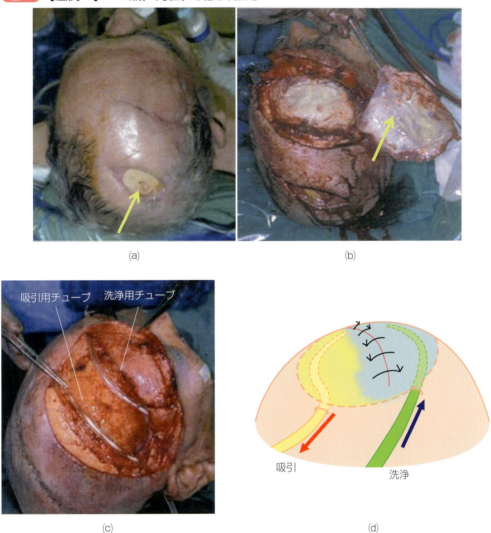

　頭皮に骨露出を伴う皮膚欠損を認め（(a)矢印），排膿している症例では，硬膜全体に付着した膿（(b)矢印）などに対してデブリードマンを行う。(c)(d)のようにIW-CONPITのチューブを留置し，IW-CONPITを閉鎖型として用いる。
（引用文献2)より引用一部改変）

③ 禁　忌

① 悪性腫瘍の存在する創傷

　良性肉芽の増殖を目的として行うNPWTには，悪性腫瘍ではその増大を助長するリスクがあるため禁忌とされている。IW-CONPITにおいても，陰圧システムが備わっているためNPWTと同様に禁忌である。

② 多量の壊死組織が残存している創傷

壊死組織が多量に残存している創傷においては，壊死組織内に数多くの細菌が残存しているため，IW-CONPITを行っても細菌数を減少させることは困難である。また，自己融解した壊死組織が吸引用チューブやフォームの目を閉塞させ，トラブルの原因となる。そのため，IW-CONPIT開始前に十分なデブリードマンを行うことが重要である。ただし，壊死に陥るかどうかわからない組織についてはこれを温存し，次回の交換時に壊死に陥った部分のみを追加でデブリードマンすることが可能であり，これによってデブリードマンの範囲を最小限に留めることができる。

③ ポケットが十分に開放されていない創傷

ポケットの存在などによって創内の腔が複雑な形状である場合は，洗浄液が創の隅々まで十分に行きわたることができないだけでなく，洗浄液が内腔の一部に滞ってしまい有効な洗浄効果が得られない。そのため，IW-CONPITを行う前にはポケット切開などを行って創を十分に開放し，できるだけ単純な形状にしておくことが重要である。

④ 血小板減少や凝固異常およびDICなどの易出血状態の患者

NPWTと同様に創面からフォーム内に肉芽が入り込んでくるため，フォームを除去する際には点状出血を伴うことがある。そのため，血小板減少や凝固異常およびDICなどの患者に対してIW-CONPITを行うと，フォーム除去の際の出血量が多くなるだけでなく，洗浄と陰圧によって止血がより困難となり出血が持続する可能性があるため注意が必要である[22]。

ワンポイントアドバイス

◎出血のリスクがある場合は，創面からの出血がないことを確認したうえで本法を行う。また，排出された洗浄液に血液が混入していないかを注意深く観察し，出血がある場合はすぐに中止して止血を行う。

引用文献

1) 市岡滋，大浦紀彦，中塚貴志ほか：創洗浄における簡易局所シャワーの有用性．褥瘡会誌 3：32-37，2001
2) Kiyokawa K, Takahashi N, Rikimaru H, et al: New continuous negative-pressure and irrigation treatment for infected wounds and intractable ulcer. Plast Reconstr Surg 120: 1257-1265, 2007

3) 清川兼輔,力丸英明:創内持続陰圧洗浄療法(Intra-wound continuous negative pressure and irrigateon treatment)による創傷管理.久留米医会誌75:310-314, 2012
4) 清川兼輔,高橋長弘:持続洗浄を併用した局所陰圧閉鎖療法;創内持続陰圧洗浄療法.形成外科53:293-300, 2010
5) 清川兼輔,守永圭吾:創内持続陰圧洗浄療法によるWBP.形成外科54:1345-1351, 2011
6) 守永圭吾,清川兼輔:重度感染創に対する創内持続陰圧洗浄療法.形成外科56:1173-1179, 2013
7) 井野康,力丸英明,清川兼輔ほか:創内持続洗浄療法と局所陰圧閉鎖療法との組み合わせ療法の有用性について.創傷4:163-169, 2013
8) 白井純宏,王丸陽光,清川兼輔ほか:創内持続陰圧洗浄療法と局所陰圧閉鎖療法を用いて下肢を救済し得た壊死性筋膜炎の1例.日救急医会誌28:21-26, 2017
9) 守永圭吾:創内持続洗浄療法における洗浄効率についての実験的研究.久留米医会誌75:361-373, 2012
10) 清川兼輔,力丸英明,守永圭吾:四肢開放骨折(Gustilo分類type ⅢB)に対する創内持続洗浄療法を用いた新しい治療戦略.整形外科62:905-909, 2011
11) 原茂,守永圭吾,清川兼輔ほか:創内持続陰圧洗浄療法によって治癒し得た膝関節腔の露出を伴う開放骨折の1例.形成外科57:1283-1288, 2014
12) 田中宏明,坂本有孝,清川兼輔ほか:創内持続陰圧洗浄療法にて治癒し得た骨に及ぶ足関節部深達性熱傷の1例.日形会誌32:103-106, 2012
13) 南小百合,守永圭吾,清川兼輔ほか:重度骨盤骨折での動脈塞栓術(TAE)後に生じた殿筋壊死に対し,創内持続陰圧洗浄療法と局所陰圧閉鎖療法(V.A.C.®システム)が有効であった2例.形成外科57:561-568, 2014
14) 清川兼輔:開胸術後の縦隔洞炎に対する創内持続陰圧洗浄療法(IW-CONPIT)を用いた新しい治療法.日血管外会誌16:190, 2007
15) 春日麗,匂坂理絵,清川兼輔:創内持続陰圧洗浄療法と人工真皮の併用によって治癒し得た術後下腹部離開創の治療経験.日形会誌33:64, 2013
16) 西由紀子,守永圭吾,渡部功一ほか:腹部創感染・離開に対する創内持続陰圧洗浄療法の有用性.創傷2:20-25, 2011
17) 井野康,池尻充宏,守永圭吾ほか:当科における慢性膿胸に対する治療戦略.PEPARS 97:72-78, 2015
18) 池尻充宏,山内俊彦,守永圭吾ほか:慢性膿胸に対する創内持続洗浄療法と広背筋前鋸筋連合筋弁充填術の有用性.形成外科55:1011-1018, 2012
19) 王丸陽光,渡部功一,清川兼輔ほか:創内持続陰圧洗浄療法が有用であった献腎移植術後の腹部創感染・尿管皮膚瘻の治療経験.日形会誌30:68-71, 2010
20) 金本亜希子,守永圭吾,清川兼輔:外減圧術後に生じた硬膜欠損を伴う硬膜外膿瘍に対する創内持続陰圧洗浄療法の有用性.日形会誌34:74, 2014
21) 小山麻衣,力丸英明,清川兼輔ほか:脳実質の壊死と露出に対し,遊離広背筋皮弁移植と閉鎖式創内持続陰圧洗浄療法が奏効した1例.日形会誌34:494-500, 2014
22) 大塚守正:創内持続陰圧洗浄療法中に大量出血をきたした1例.創傷7:157-160, 2016

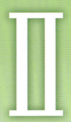

AR動画でわかる！
IW-CONPITの基本手技

1. 創部の洗浄とデブリードマン
2. 周囲皮膚保護のためのポリウレタンフィルム貼付
3. フォーム材のトリミング・作製
4. フォームにチューブ留置用の溝を作製
5. チューブの留置と義歯安定剤によるリーク防止
6. 洗浄用と吸引用チューブの接続
7. チューブ留置の工夫

●はじめに

久留米大学医学部形成外科・顎顔面外科学講座　范　綾

　創内持続陰圧洗浄療法（intra-wound continuous negative pressure and irrigation treatment：以下，IW-CONPIT）は，感染創にも適応できる局所陰圧閉鎖療法（negative pressure wound therapy：NPWT）の改良版として，昨今縦隔洞炎などの重度感染創に対する有効な治療法として取り入れられつつある。簡単な方法ではあるものの，慣れないうちはフォームの切り方やチューブの置き方などに迷ったり，水漏れなどのトラブルを経験することがある。
　本稿では，基本的な手技と，トラブルを予防するためのちょっとしたコツなどについて，簡単なシェーマと動画を使ってわかりやすく述べる。

……… 手　順 ………

1. 創部の洗浄とデブリードマン
2. 周囲皮膚保護のためのポリウレタンフィルム貼付
3. フォーム材のトリミング・作製
4. フォームにチューブ留置用の溝を作製
5. チューブの留置と義歯安定剤によるリーク防止
6. 洗浄用と吸引用チューブの接続
7. チューブ留置の工夫

1 創部の洗浄とデブリードマン

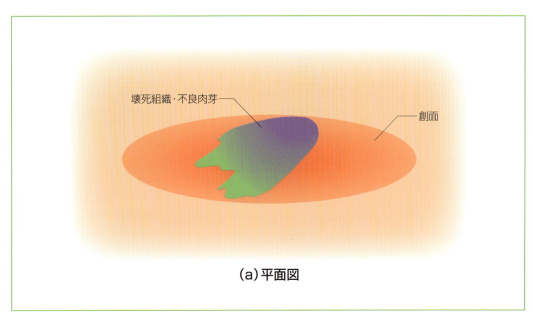

(a) 平面図

◎まず，創部をよく洗浄する。壊死組織やベラークなどの感染組織が付着している場合は，これらをできるだけ除去（デブリードマン）する。
◎出血がある場合は，確実に止血されたことを確認した後に開始することが重要である。

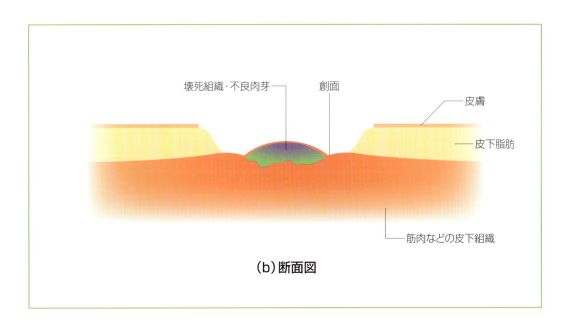

(b) 断面図

2 周囲皮膚保護のためのポリウレタンフィルム貼付

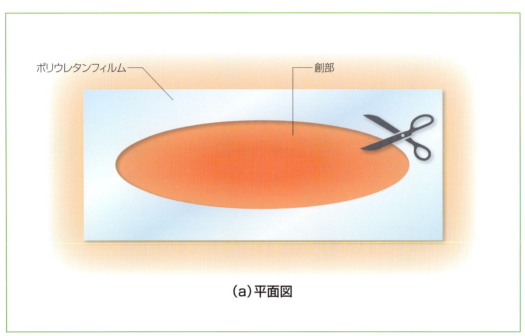

(a) 平面図

◎創部周囲皮膚を保護する目的で，まずポリウレタンフィルムを広く貼付する。創部上のフィルムをハサミで切りとる。

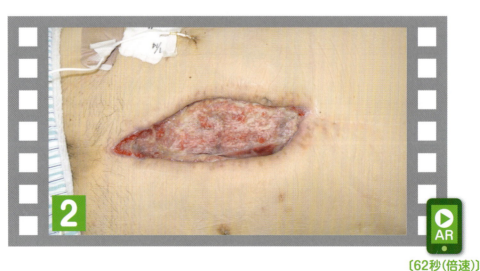

〔62秒（倍速）〕

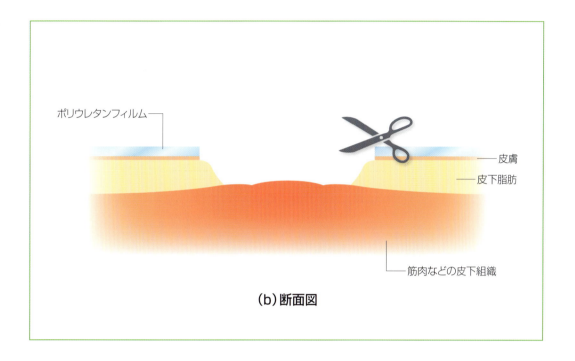

(b)断面図

3 フォーム材のトリミング・作製

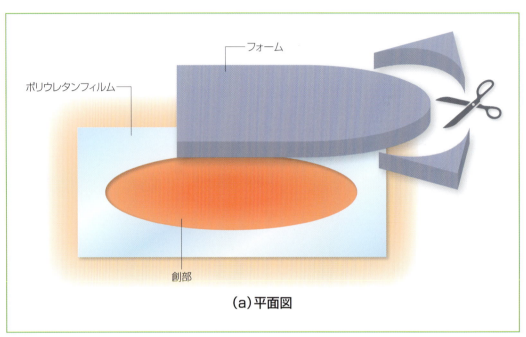

(a) 平面図

 ◎フォームを創部の三次元的形状に合わせてトリミングする。

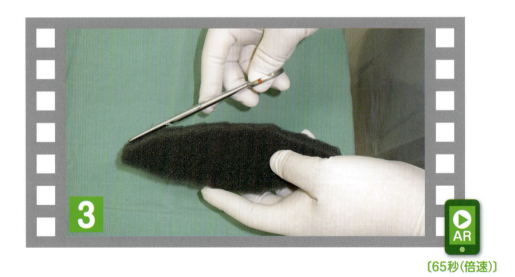

〔65秒(倍速)〕

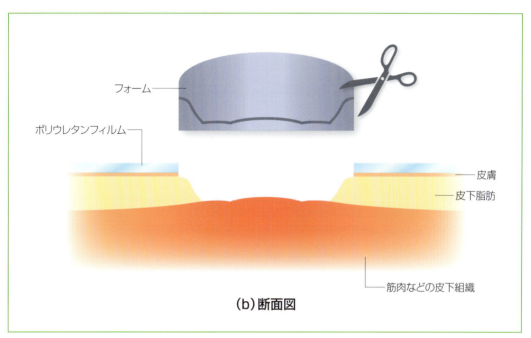

(b)断面図

◎側面・底面でもその形状に合わせて三次元的にトリミングし，フォームがすべての創面に密着するようにする。

4 フォームにチューブ留置用の溝を作製

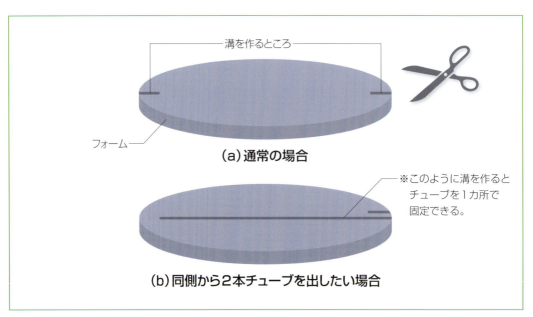

◎チューブを留置する溝を作る。両端に溝を作る場合，互いの溝を対角線上のできるだけ遠い位置に作る。

◎溝の深さについては，最低限チューブが隠れるくらいの深さが必要であり，深い創では底面に近いところにチューブの先端がくるように溝を深くする。

◎2本のチューブを一方向から出したい（固定したい）場合，一方のチューブの先端を対角線上のできるだけ遠い位置に留置できるように長く溝を作る。

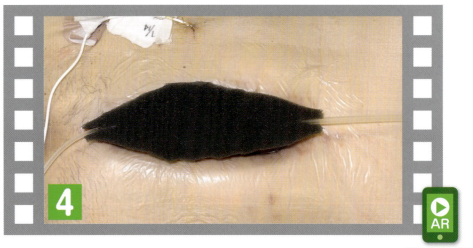

〔17秒（倍速）〕

5 チューブの留置と義歯安定剤によるリーク防止

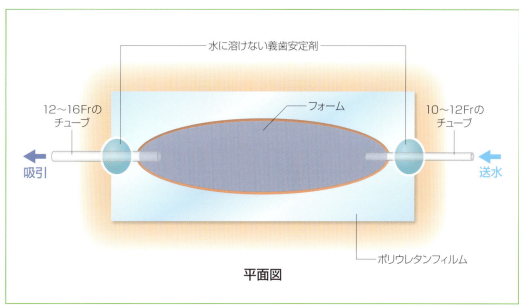

◎水に溶けない義歯安定剤（タフグリップ®：小林製薬社，日本）などを丸めて，チューブがフォームから出る場所に置き，チューブ周囲からのリークを防止する。
◎吸引用チューブはつまりやすいので，洗浄用のものよりも太いチューブを使用する。12～16Frを用いることが多く，創部の大きさによって調整する。
◎洗浄用チューブは10～12Frを用いることが多いが，これも創部の大きさや水の流量によって調整する。
◎ポリウレタンフィルム材でこれらすべてを覆う。

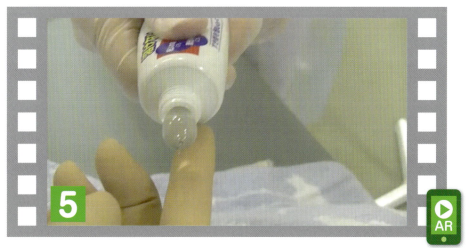

〔34秒（倍速）〕

6 洗浄用と吸引用チューブの接続

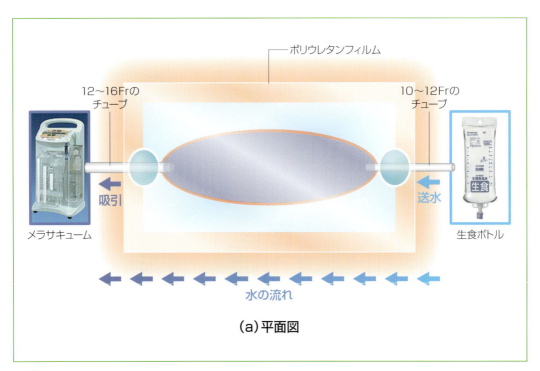

(a) 平面図

◎ポリウレタンフィルム材でこれらすべてを覆い，創内を完全に密閉腔とする。
◎チューブをそれぞれ生食ボトルとメラサキュームにつなぐ。この際，生食ボトルの高さを創部の高さと同じにし，創内に陽圧がかからないようにする。

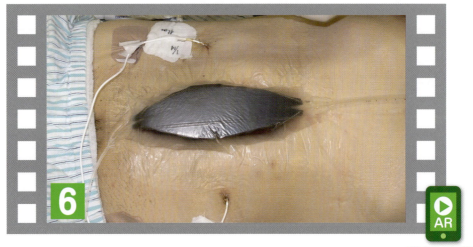

〔51秒(倍速)〕

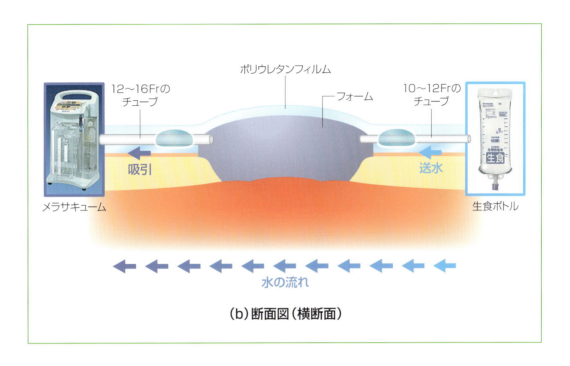

(b) 断面図（横断面）

(c) 良い例

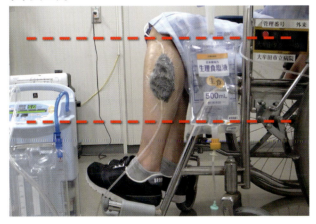

(d) 悪い例

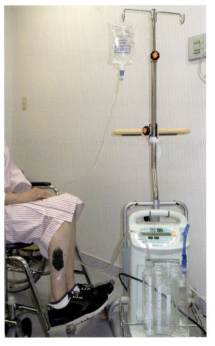

◎車椅子に乗る時などは，生食ボトルの位置を創と同じ高さに適宜調節することがリークの予防上極めて重要である。

7 チューブ留置の工夫

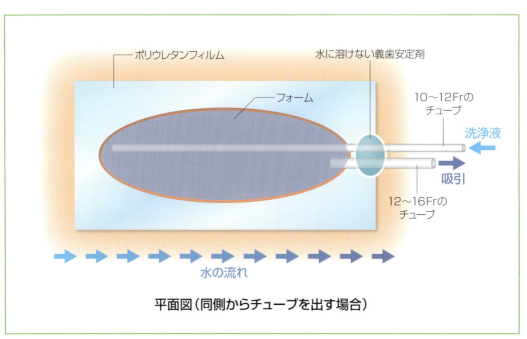

平面図（同側からチューブを出す場合）

◎フォーム剤の外に出た部分で，2本のチューブに水に溶けない義歯安定剤を貼布する。
◎義歯安定剤の部分も含めてポリウレタンフィルムを広めに貼布し，創を完全な密閉腔とする。

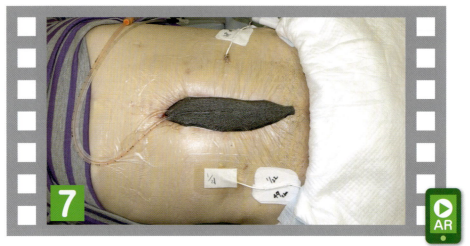

〔61秒（倍速）〕

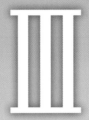

IW-CONPIT 実践治療マニュアル

1. 頭部の感染創—閉鎖式創内持続陰圧洗浄療法—
2. 縦隔洞炎(人工血管露出例を含)
3. 慢性膿胸(肺瘻,気管支瘻を含)
4. 腹部離解創(消化管露出例を含)
5. 褥　瘡
6. 足潰瘍
7. 異物感染
8. 開放骨折(Gustilo type ⅢB)

1 頭部の感染創
―閉鎖式創内持続陰圧洗浄療法―

久留米大学医学部形成外科・顎顔面外科学講座　小山　麻衣

> ● **疾患の特徴**
> ◎脳神経外科で開頭術後に戻した骨弁が感染し，頭部に潰瘍形成を来たす症例がしばしば形成外科に紹介されてくる。硬膜や頭皮の欠損を伴わない場合は，感染した骨弁を除去することで治療することができる。しかし，骨だけでなく硬膜と皮膚の欠損を伴いさらに髄液漏を認めるような症例では，治療に難渋し，時に致死的となることもある。
> ◎脳実質の一部が壊死に陥った症例では，十分なデブリードマンを行えないことが多いため，術後に感染が再燃しやすい。
> ◎頭蓋内の感染では，デブリードマン後，多くの場合硬膜や脳実質が露出するため，ほかの部位の創のように開放創として治療することはできない。したがって，頭蓋内の感染に対しては閉鎖式創内持続陰圧洗浄療法（intra-wound continuous negative pressure irrigation treatment：以下，IW-CONPIT）[1)～3)]が有用である。

❶ 適　応

感染を伴うも開放創にできない頭蓋欠損が最も良い適応となる。

❷ 禁　忌

　全身麻酔下でのデブリードマンが行えないような全身状態不良の患者などが相対的な禁忌となる。一方，開放創で行う場合と異なりフォームを創面に当てることがないので，悪性腫瘍切除後の創でも使用可能である。

③ 治療マニュアル

1 デブリードマン

まず，脳神経外科医と合同で，感染した骨弁や人工硬膜および壊死組織などのデブリードマンを行う。このような症例では，時に脳実質の一部も壊死している場合があるが，出血や脳（幹）損傷のリスクが高いため，不十分なデブリードマンで終了せざるを得ないことも多い。

2 創の閉鎖とチューブの留置

頭皮の状態が良く，緊張なく縫合閉鎖できる症例については，縫合閉鎖する。その際，洗浄用チューブ1本，吸引用チューブ2本を皮下に留置する。この際，吸引用チューブを脳実質の上に直接置かないように留意する。頭皮の瘢痕化や欠損などで創を緊張なく閉鎖できない場合は，頭皮弁や広背筋皮弁による閉鎖を行う。その際も同様に，皮弁下に洗浄用チューブ1本と吸引用チューブ2本を留置する（図1）。

3 IW-CONPIT

術後から，2,000～4,000ml/日の生理食塩水で洗浄を行う。その際，洗浄用の生理食塩水のボトルを頭部の創より高い位置に置くと創部に陽圧がかかり，縫合部から洗浄液が漏れるなどの問題が生じる。このため，生食ボトルの高さを頭部と同じ高さにし，ギャッジアップを行う際にはそれに合わせて生食ボトルの位置を調整することが必須である（本書5頁：図2参照）。

吸引用チューブをメラサキュームに接続し，10～15cmH$_2$O（7～11mmHg）で吸引する。吸引用チューブについては，可能であれば脳表面ではなく残存硬膜の上などに留

図1 閉鎖式 IW-CONPIT（術直後）

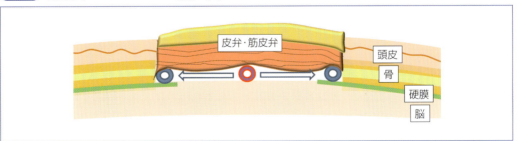

矢印：洗浄液の方向，赤◎：洗浄用チューブ，青◎：吸引用チューブ。吸引用チューブは，脳実質上を避け，できるだけ残存硬膜上に留置する。

図2 閉鎖式IW-CONPIT（術後3週）

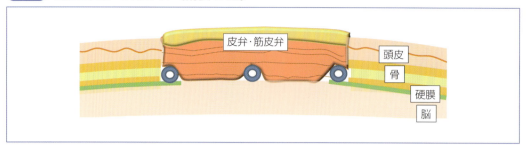

青◎：すべてのチューブを陰圧ドレーンとして使用

置する方が望ましい。しかし，それができない場合は，陰圧による脳表面の損傷を避けるため，メラサキュームによる陰圧をかけずに硬膜外ドレーンを用い，その排液バッグの高さを頭部の創より低くすることで弱い陰圧がかかる状態にする。in-outバランスを細かくチェックし，1日の合計，すなわち1日の髄液の吸引量が250ml以下になるよう陰圧の強さを調節する。

留置期間は創部の汚染状態にもよるが，通常2週間前後とする。チューブ周囲の組織の癒着が進むと，早い時は4～5日で洗浄液が流れなくなったりチューブの刺入部から洗浄液が漏れたりしてくる。そうなった状態は創内が癒着して治癒してきていることを意味しており，その後は洗浄用チューブも陰圧ドレーンとして用いるか，もしくは抜去する（図2）。

④ 陰圧ドレーンのみでの経過観察

その後数日間はすべてのチューブを陰圧ドレーンとして使用しつつ経過観察し，そのドレーンからの排液がなく発熱や採血データなどから感染の再燃を認めない場合はすべてのチューブを抜去する。一方，感染の再燃が疑われた場合は，陰圧ドレーンのうちの1本を洗浄用チューブとして用いて，再度洗浄を開始することもある。

❹ 症 例

【症例1】42歳，女性，くも膜下出血術後

他院でくも膜下出血によるクリッピング後脳浮腫を生じ，頭蓋内圧亢進に対して開頭外減圧を施行された。その後，戻した骨弁と骨弁上の皮膚および硬膜の一部が壊死し，脳実質が露出した状態となったため当科に紹介され受診した。

初診時，広範な脳実質の露出と髄液の持続的な流出が認められた。髄液検査で髄膜炎は

図3 【症例1】42歳，女性，くも膜下出血術後

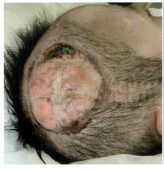
(a) 初診時所見

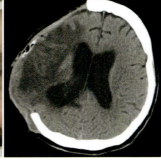
(b) 初診時CT所見

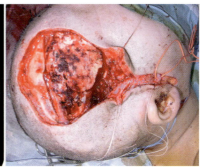
(c) デブリードマン後の所見

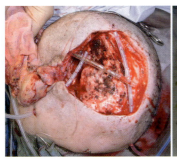
(d) チューブ留置

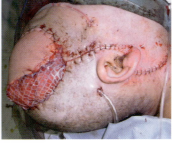
(e) 広背筋皮弁で閉創し，筋体上に分層植皮施行

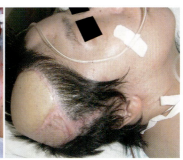
(f) 術後6カ月の所見

(引用文献4)より引用)

否定的であり発熱も認めなかったが，転院後の包交中に噴水状の髄液の流出が認められた。その後，発熱と，髄液検査で髄膜炎の所見が発現してきたため手術の方針となった。

まず，脳神経外科医とともに，壊死した脳実質と残存硬膜のデブリードマンを施行した。脳実質は広範に壊死していたが，出血などのリスクのため完全なデブリードマンを行うことはできなかった。その後，3本のチューブを創内（頭蓋内）に留置し，同側の遊離広背筋皮弁にてその上を被覆した。露出した筋体上には分層植皮を行った。術直後から閉鎖式IW-CONPITを開始した。

術後炎症反応は改善傾向にあり，3週間後には陰圧ドレーンからの排液も非常にきれいな状態となったため，チューブをすべて抜去した。その後一過性に発熱を認めたが抗生剤にて軽快し，創部は問題なく治癒し，術後約5週間で元の病院に転院となった。

現在術後3年6カ月経過しているが，潰瘍や膿瘍の再発は認められない（図3）[4]。

【症例2】65歳，女性，くも膜下出血術後

12年前にくも膜下出血後に脳浮腫の状態となり，脳神経外科にて開頭外減圧を施行された。骨弁を戻した手術から6カ月後，右側頭部に潰瘍形成を認めたが，自宅でガーゼ交換をしており脳神経外科医にも相談していなかった。潰瘍形成から10年以上経って当科を受診した。

初診時，潰瘍からは骨と骨欠損部が認められ，その骨欠損部には人工硬膜と思われるシート状の人工物が露出しており，強い悪臭と膿の流出を認めた。CTにて骨弁の下に膿瘍形成を疑う所見が認められ，硬膜外膿瘍の診断で治療を行う方針となった。

まず，感染していた骨弁を除去したところ，骨弁の下に膿の貯留を認めた。また，硬膜修復のために使用したと考えられる膜状の人工物（人工硬膜）を認めたため，それを除去した。これらを含めた感染組織のデブリードマン後，創内に3本のチューブを留置し，広背筋皮弁でその上を被覆した。なお，露出した筋体上には分層植皮を施行した。

術直後から閉鎖式IW-CONPITを開始した。術後10日で洗浄用チューブを抜去し，術後13日で残りの陰圧ドレーンとして用いたチューブもすべて抜去した。その後問題なく経過し，いったん退院となった。外来で経過を見ていたが，骨再建と禿頭の修正の希望が強く，術後1年を経過した時点で正常部分の頭皮下に組織拡張器を挿入した。外来で頭皮を伸展させた後，人工骨移植による頭蓋形成術を施行した。

現在，人工骨移植術後約3カ月が経過したが，潰瘍や感染の再発は認められない（**図4**）[4]。

図4【症例2】65歳，女性，くも膜下出血術後

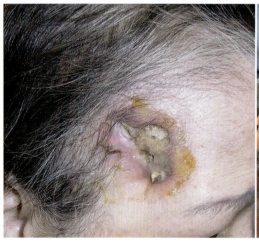
(a) 初診時所見

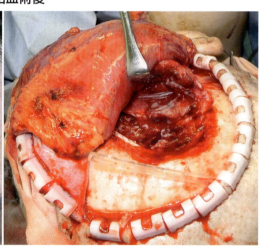
(b) デブリードマン後チューブ留置

（引用文献4)より引用）

図4 【症例2】

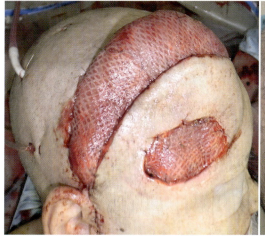
ⓒ 広背筋弁移植，分層植皮

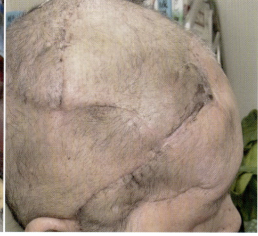
ⓓ 人工骨移植後6カ月の所見

(引用文献4)より引用)

❺ 合併症と対策

◎頭蓋内の感染創の治療では，開放創として治療することができないこと，また脳実質など重要組織では完全なデブリードマンができず不完全なデブリードマンしか行えない場合が多いことなどの問題点があり，感染の再燃を生じやすい。

◎それらの問題に対して，頭皮の状態が良く緊張なく縫合できる場合はそのまま縫合閉鎖し，頭皮の状態が悪く縫合に緊張がかかる場合や欠損を生じた場合には頭皮弁や広背筋皮弁にて被覆する。

◎筋皮弁の中で広背筋皮弁を用いる理由は，感染に強い広い筋体で創全体を確実に被覆できることと，筋体の充填によって死腔を生じにくいためである。

◎感染に対しては，持続的に洗浄することで対応し，排液の混濁の状態を観察する。

◎最初は排液中に脳の壊死組織などが混入しているが，洗浄液がクリアになるまで2〜3週間洗浄を継続する。

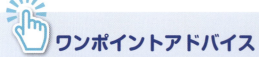 **ワンポイントアドバイス**

◎創部の癒着（移植した頭皮弁や筋皮弁と残存硬膜との癒着）を促進させるためには，頭蓋内を常に陰圧に保つことが必須である．一瞬でも陽圧が加わると，やっと癒着しかかっている組織同士（特に皮弁と残存硬膜）を再び剥離してしまうことになる．ただし，陰圧を強くしすぎると髄液を過剰に吸引してしまうという問題点がある．

◎これらの問題点の解決法としては，まずメラサキュームを用いて創内に弱い陰圧（10～15mmHg）をかけつつ，洗浄液のボトルの高さを常に創部と同じ高さに保ち創内にかかる陽圧を0に維持することで，頭蓋内を常に弱い陰圧に保つ（本書5頁：図2）．そしてin-outバランスをチェックし，outマイナスinの値（髄液の吸引量）が1日あたり250ml（1日の髄液の産生量500mlの半分）を超えそうな場合は，陰圧を弱くするか洗浄液の量を増やす．これにより，髄液の過剰な吸引による頭蓋内圧の低下を防止できる．

・・・・・・・・・・・・・・・・・・・・・・・・・・・・・ 引用文献 ・・・・・・・・・・・・・・・・・・・・・・・・・・・・・

1) Kiyokawa K, Takahashi N, Rikimaru H: New continuous negative-pressure and irrigation treatment for infected wounds and intractable ulcers. Plast Reconstr Surg 120: 1257–1265, 2007
2) Kiyokawa K, Morinaga K: Using result of intra-wound continuous negative pressure irrigation treatment for mediastinis. J Plast Surg Hand Surg 47: 297–302, 2013
3) 清川兼輔，髙橋長弘：感染創に対する陰圧閉鎖療法の工夫；われわれが開発した創内持続陰圧洗浄療法を中心に．局所陰圧閉鎖療法V.A.C.ATS®治療システム実践マニュアル，市岡滋ほか編著，pp84-91，克誠堂出版，東京，2011
4) Oyama M, Kiyokawa K: The efficacy of continuous negative pressure and irrigation treatment inside the wound by a closed system in reconstruction of all layers of the cranium accompanying infection and cerebrospinal fluid leakage. J Craniofac Surg 27: e10–e13, 2016

2 縦隔洞炎（人工血管露出例を含）

久留米大学医学部形成外科・顎顔面外科学講座　橋口晋一郎

●疾患の特徴
◎開心術後の胸骨骨髄炎や縦隔洞炎は，一度生じると高率に難治となる。また，それによる死亡率は8〜43%とされており，リスクの高い合併症である[1]。
◎創底には大血管や心臓があるため，積極的なデブリードマンが行いづらいことも治療を困難にしている。
◎創内に人工血管などの人工物が存在する場合は，多くの場合が抜去不可能なため，その治療には極めて難渋する。
◎創内持続陰圧洗浄療法（intra-wound continuous negative pressure irrigation treatment：以下，IW-CONPIT）はそのような問題点の多くを解決し，死亡率の減少（10%以下）および感染創の早期閉鎖を可能とした[2,3]。

❶ 適　応

すべての胸骨骨髄炎および縦隔洞炎が適応である。ただし，創が十分に開放されており，可能な限り壊死組織や感染組織のデブリードマンが行われていることが条件である。

❷ 禁　忌

絶対的な禁忌となるものはない。ただし，人工血管が全周性に露出し感染がそれらに沿って広範囲に波及している場合は，人工血管裏面のデブリードマンが不完全となりやすいことや，形状が複雑で小さな死腔を生じやすいことから，大網や筋弁でこれらのすべてを被覆し死腔を充填するのはほぼ不可能である。したがって，このような症例では本法を行っても治癒を得ることが極めて困難である。

3 治療マニュアル

1 デブリードマン

　まずは除去できる範囲の壊死組織や感染組織の徹底的なデブリードマンと，感染が及んでいる部位にある胸骨ワイヤーや胸骨ピンなど，除去可能な人工物の除去を行う．胸骨が腐骨になっている場合は出血するところまで削除する（**図1**）．

　さらに，感染が肋軟骨に及んでいる場合には，感染肋軟骨を肋骨付着部まですべて摘出することが必要となる．これは，軟骨組織が感染に弱く，また肉眼で感染の範囲を同定することが困難なためである．

図1 デブリードマン

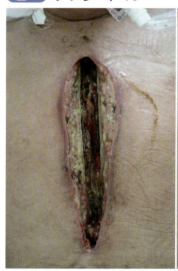
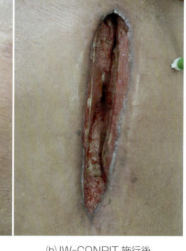

(a) IW-CONPIT 施行前　　(b) IW-CONPIT 施行後

2 IW-CONPIT

　デブリードマンを行った翌日以降で，止血を確認できた時点で IW-CONPIT を開始する．大血管や心臓が露出している場合には，フォームと吸引圧による損傷を避けるため人工真皮を貼付して，それらを保護したうえで本法を行う．

　縦隔洞炎の場合は深部に感染のフォーカスがある場合も多く，洗浄用チューブを最深部に留置することが重要である（**図2**）．交換は週に2～3回の頻度で行うが，初回の交換は2日以内に行うことが望ましい．

図2 洗浄用チューブの最深部への留置

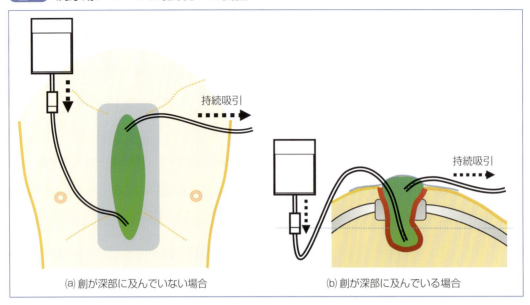

(a) 創が深部に及んでいない場合

(b) 創が深部に及んでいる場合

3 組織移植

感染の鎮静化と良好な肉芽形成が得られた時点で，大胸筋弁や腹直筋弁および大網弁などの有茎弁を死腔に充填し，創の閉鎖を図る（図3）。

図3 両側の大胸筋弁を充填

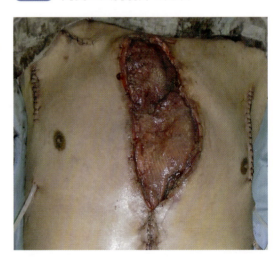

4 症 例

【症例1】68歳，男性，僧帽弁形成，冠動脈バイパス術後

僧帽弁形成，冠動脈バイパス術後に縦隔洞炎を発症した。露出したワイヤーを1本抜去したが改善しないため，当科に紹介され受診した。全身麻酔下にデブリードマンを行った後，約1カ月間 IW-CONPIT を施行した。感染の鎮静化と良好な肉芽形成が得られたため，筋弁充填を計画した。創面のデブリードマンおよび十分な洗浄を行った後，左の胸

肩峰動静脈を栄養血管として左大胸筋弁を，右上腹壁動脈を栄養血管として腹直筋弁を挙上し，死腔の充填を行った。筋体上には網状分層植皮を行い，手術を終了した。

術後5年で，縦隔洞炎の再発は認めていない（図4）。

図4 【症例1】68歳，男性，僧帽弁形成，冠動脈バイパス術後

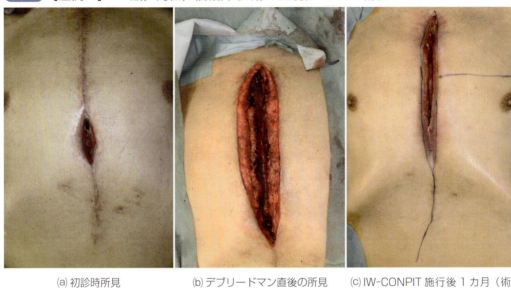

ⓐ 初診時所見　　ⓑ デブリードマン直後の所見　　ⓒ IW-CONPIT 施行後1カ月（術直前）の所見

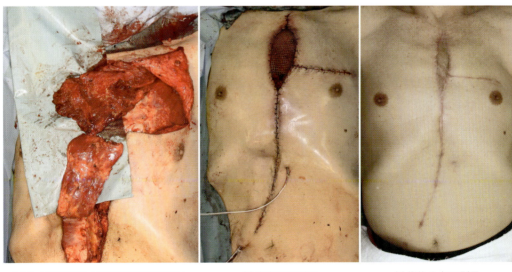

ⓓ 左大胸筋弁および右腹直筋弁を挙上　　ⓔ 術直後の所見　　ⓕ 術後1年の所見

【症例2】70歳，男性，下行大動脈瘤置換術後

下行大動脈瘤置換術後に縦隔洞炎を発症した。人工血管が創面に露出しており，約2

カ月間 IW-CONPIT を施行した．感染は鎮静化し，良好な肉芽形成を認めたため筋弁充填を計画した．創面のデブリードマンおよび十分な洗浄を行った後，右広背筋弁を胸背動静脈を茎として挙上し，人工血管の周囲や縦隔内に死腔ができないように充填した．筋体上には網状分層植皮を行った．

術後の経過は良好で，3 年経過した今も再発は認めていない（図 5）．

図5【症例2】70 歳，男性，下行大動脈瘤置換術後

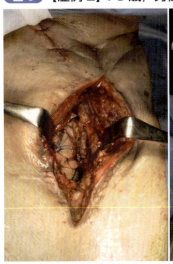
(a) 露出した人工血管

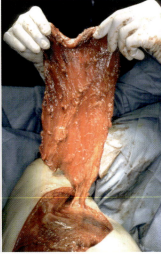
(b) 広背筋弁を挙上

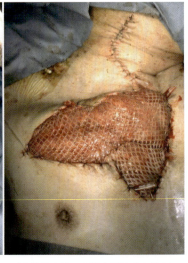
(c) 筋弁充填，網状分層植皮を施行

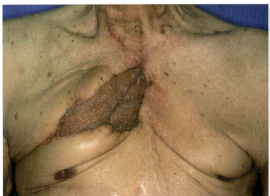
(d) 術後 6 カ月の所見

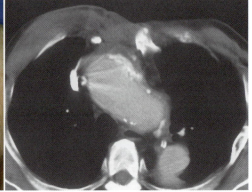
(e) 術後 6 カ月の CT 所見

5 合併症と対策

◎膿瘍が縦隔の深部に至っており，その部分が十分に開放されていない場合，陰圧をかけることで深部が洗浄されない死腔の状態となり，そこから感染がさらに周囲に波及する

危険性がある。このため，CT などの画像検査で創の広がりを確認し，十分なデブリードマンと創の深部の開放を行うことが重要である。

◎ IW-CONPIT 施行中に発熱や炎症所見の上昇などを認めた際は，開放されていない縦隔内の膿瘍の存在や壊死組織の残存の可能性を考え，ただちに装置を取り外し膿瘍腔の再検索を行う必要がある。

ワンポイントアドバイス

◎感染が人工血管に及んでいる場合は，新たな人工血管への置換も選択肢の 1 つに挙がるが，感染がコントロールできていない状況下での再置換は，再感染や手術侵襲による全身状態の悪化および吻合部の破綻などのリスクが高い。このため，まずは IW-CONPIT による感染の鎮静化を優先するのが妥当である。

◎大胸筋弁や腹直筋弁などを内胸動脈を栄養血管として使用する場合は，以前の手術で内胸動静脈が損傷されていないかを術前に造影 CT などで確認しておく必要がある。

◎人工血管露出症例では，筋弁移植手術の際に筋弁下の創底に洗浄用チューブと吸引用チューブを各 1～2 本ずつ留置し，術後もしばらく閉鎖式 IW-CONPIT を継続すると術後感染のリスクを減少させることができる（図 6）。創面同士が徐々に癒着してくると，洗浄液が徐々に流れにくくなり，最後には流れなくなる。その時点で洗浄用チューブ側からも吸引を行い陰圧ドレーンとして用いることで，組織同士の癒着をさらに促す。

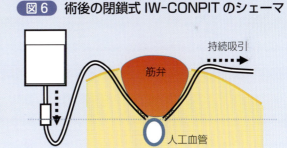

図 6　術後の閉鎖式 IW-CONPIT のシェーマ

引用文献

1) Petzina R, Hoffmann J, Navasardyan A, et al: Negative pressure wound therapy for poststernotomy mediastinitis reduces mortality rate and sternal re-infection rate compared to conventional treatment. Eur J Cardiothorac Surg 38: 110-113, 2010

2) Morinaga K, Kiyokawa K, Rikimaru H, et al: Result of intra-wound continuous negative pressure irrigation treatment for mediastinitis. J Plast Surg Hand Surg 47: 297-302, 2013

3) Kiyokawa K, Takahashi N, Rikimaru H, et al: New continuous negative-pressure and irrigation treatment for infected wounds and intractable ulcers. Plast Reconstr Surg 120: 1257-1265, 2007

3 慢性膿胸（肺瘻，気管支瘻を含）

久留米大学医学部形成外科・顎顔面外科学講座　力丸由起子

> ● **疾患の特徴**
> ◎肺炎などの増悪や胸腔内臓器の手術後に発生し，発症から3カ月以上経過した場合に慢性膿胸と定義される。
> ◎壊死や感染を伴った創面である。
> ◎膿胸腔の入り口が狭いうえに内腔が広く，さらに下層には肺があるため，洗浄やデブリードマンなどの処置が行いにくい。
> ◎内腔の容積が非常に大きいため，膿胸腔の充填には巨大な組織が必要となる。
> ◎肺瘻や気管支瘻の合併例では，瘻孔からのエアリークの管理が困難で治療に難渋する。

❶ 適　応

◎膿胸腔の入り口付近の肋骨2～3本を切除し，広く開窓術を施行した後の創が適応となる。なお開窓術後，膿胸腔内の感染組織の十分なデブリードマンを行うことが重要である。
◎膿胸腔が大きな創も本法の良い適応である。膿胸腔の充填術を行う前に，本法を約1～2カ月間施行することによって，約30～50％の膿胸腔の縮小効果が得られる[1]。したがって，その分だけ膿胸腔の充填に必要な筋弁の量を減らすことができる。
◎肺瘻や気管支瘻を合併している症例でも，その部に人工真皮を貼付することで，肺実質や気管支内への洗浄液の流入を防止できれば施行可能である[2]。

❷ 禁　忌

◎人工真皮などを使用しても，瘻孔から気管支内や肺内への洗浄水の流入を認める場合は，

径の大きな肺瘻や気管支瘻が閉鎖もしくは縮小して，洗浄液の流入を制御できるようになるまで通常のガーゼ処置を続けるしかない。

◎悪性腫瘍が創内に存在する場合は，ほかの局所陰圧閉鎖療法（negative pressure wound therapy：以下，NPWT）と同様に，陰圧が悪性腫瘍の増殖を促す可能性があるため禁忌である。したがって，胸膜や胸壁に存在する悪性腫瘍切除後に膿胸創が生じた場合は，切除が不十分で悪性腫瘍が創内に残存している可能性も念頭に置く。創傷治癒が進まない場合は肉芽組織の病理検査を行う。

❸ 治療マニュアル

① デブリードマンと開窓術

まず，膿胸腔入り口付近の2～3本の肋骨を切除し，広く開窓術を行う（図1-a 破線）。感染を伴っている創では，感染組織の十分なデブリードマンを行う。このような開窓術とデブリードマンを行うことで，本法を安全かつ確実に行うことが可能となる。ただし，デブリードマン後に止血が確認された段階で本法を開始することが重要である。

図1 デブリードマンと開窓術

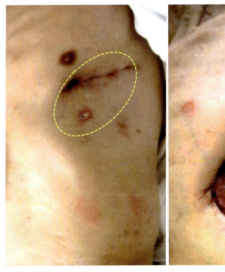
(a) 開窓術前

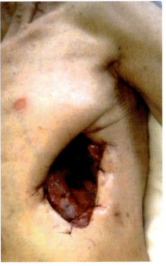
(b) デブリードマン後

2 瘻孔部への人工真皮の貼付

　肺瘻や気管支瘻（図2-a 矢印）を合併している症例や，臓側胸膜を欠き肺組織が露出している部位では，瘻孔部や肺の露出部にシリコン膜付き人工真皮（図2-b ＊）を貼付したうえで，本法を施行する。

図2 瘻孔部への人工真皮の貼付

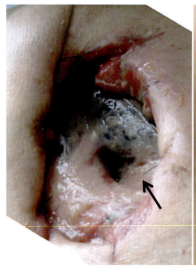 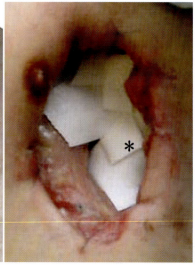

(a) 気管支瘻　　　　　　　　　(b) 人工真皮の貼付

3 フォームの装着

　創の形状に合わせてフォームをトリミングし，そのフォームの中にチューブを2本埋入する（図3）。本法の施行によって創の内腔が縮小してきたら，それに合わせてフォームの大きさも小さくしていく。

図3 フォームの装着

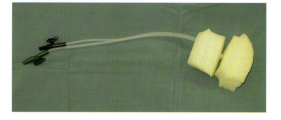

4 創の密閉

　フォームを創面に密着させた後，チューブ周囲からの洗浄水のリークを防止するために義歯安定剤〔タフグリップ®（小林製薬社，日本）など〕をチューブの周囲に塗布する（図4-a 矢印）。次いで，創の上部をフィルムドレッシング材でカバーし，創内を完全に密閉腔とする。また，本法施行中にメラサキューム（泉工医科工業社，日本）内に肺瘻や気管支瘻断端から呼吸性のエアリークを認めることがある。陰圧が十分に効いており，気管支内に洗浄水の流入がなければ本法をそのまま継続することができる。

図4　創の密閉

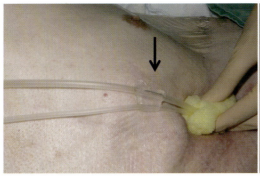
(a) 義歯安定剤の塗布

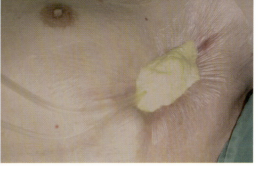
(b) フィルムドレッシング剤による密閉

❹ 症　例

【症例1】77歳，男性，特発性膿胸

既往歴：化膿性脊椎炎，左心機能低下

　左膿胸の診断にて抗生剤投与を受けるも改善しなかったため，診断から2カ月後に開窓術が施行された。しかし，創の改善が認められなかったため，当科に紹介され受診した。当科初診時，膿胸腔内に壊死組織の残存を認めたため，まずデブリードマンを行った後に本法を開始した。本法を約8週間施行したところ，感染の鎮静化と創面への良性肉芽の形成および膿胸腔の約10％の縮小が認められた。このため，同側からの有茎広背筋・前

図5　【症例1】77歳，男性，特発性膿胸

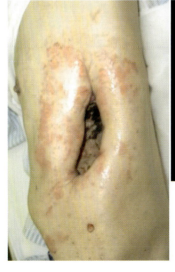
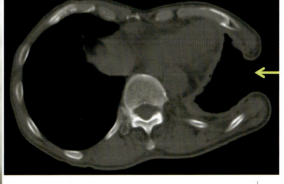

(a) 当科初診時所見
　開窓術が施行されている。
(b) 開窓術後の胸部CT所見
　左側に膿胸腔を認める（矢印）。

図5 【症例1】

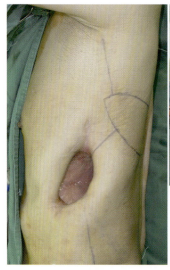
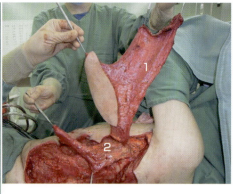

ⓒ 開窓術後182日の所見
　術中デザインを示す。
ⓓ 有茎広背筋・前鋸筋連合筋弁を挙上したところ
　1：有茎広背筋皮弁，2：前鋸筋皮弁

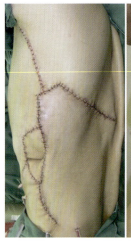
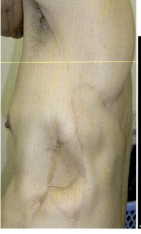
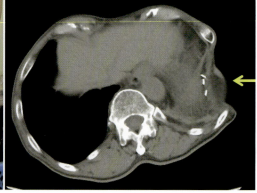

ⓔ 術直後の所見
　膿胸腔は筋弁によって充填されている。
ⓕ 術後3年の所見
　膿胸の再発を認めない。
ⓖ 術後3年の胸部CT所見
　移植した筋弁によって膿胸腔が充填され（矢印），膿胸の再発はない。

（引用文献2）より一部引用）

鋸筋連合筋弁の充填術を行った。

術後経過は良好で，問題なく治癒した。現在術後3年経過したが，筋弁は完全に生着し，膿胸の再発は認められない（図5）。

【症例2】47歳，女性，右肺癌に対する肺部分切除術および放射線照射（60Gy）後の慢性膿胸

胸膜播種を伴う右肺癌の診断で，2回の肺部分切除術と放射線照射（60Gy）を施行し

た．その後慢性膿胸を生じ，開窓術および膿胸腔内の壊死組織のデブリードマンを施行し，術翌日に当科に紹介され受診した．当科初診時，肺瘻を認めたため同部に人工真皮を貼付し，本法を開始した．本法を約4週間継続したところ，感染の鎮静化と創面への良性肉芽の形成および膿胸腔の約30％の縮小が認められた．開窓術後45日に，対側（左）からの遊離広背筋皮弁・前鋸筋弁連合皮弁および右大胸筋弁の充填術を行った．肺瘻の部分には，瘻孔断端からのエアリークを即時に吸引するために，持続吸引する陰圧ドレーンを留置した．術後，皮弁は完全に生着し，肺瘻の部分に留置した持続吸引陰圧ドレーンについては，肺瘻周囲組織と筋弁が強固に癒着するまでの術後3週間留置した．

術後経過は良好で，術後7カ月経過したが膿胸および肺瘻の再発は認めていない（図6）．

図6 【症例2】47歳，女性，右肺癌に対する肺部分切除術および放射線照射（60Gy）後の慢性膿胸

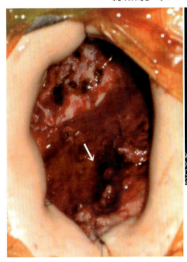
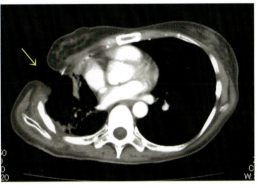

(a) 開窓術時の所見
　肺瘻を認める（矢印）．
(b) 開窓術後の胸部CT所見
　膿胸腔を認める（矢印）．

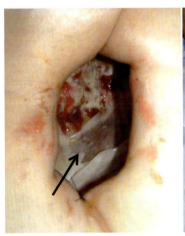
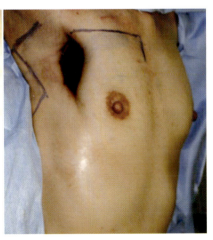

(c) 本法開始後1週の所見
　肺瘻には人工真皮を貼付している（矢印）．
(d) 開窓術後45日の所見
　筋皮弁充填術の術中デザインを示す．

図6 【症例2】

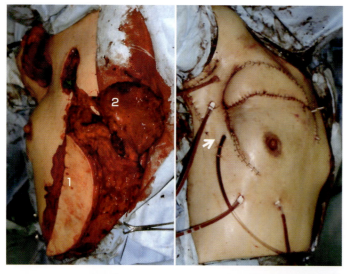

(e) 対側からの広背筋皮弁・前鋸筋弁連合皮弁を血管吻合した時の所見
1：遊離広背筋皮弁，2：前鋸筋皮弁
(f) 術直後の所見
　肺瘻周囲には，リークしてきたエアーをすぐに吸引するために，12Fr ドレーンを1本留置した（矢印）。

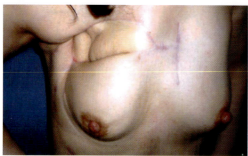

(g) 術後6カ月の所見
　皮弁は生着し，膿胸や肺瘻の再発は認めていない。

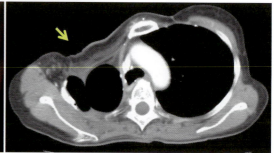

(h) 術後胸部CT所見
　膿胸腔は筋皮弁で充填されている（矢印）。

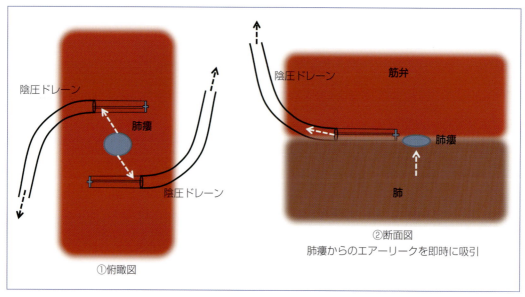

(i) 陰圧ドレーンによる肺瘻対策法のシェーマ
　陰圧ドレーンは2〜3週間と長めに留置する。（引用文献2）より引用）

❺ 合併症と対策

⓵ 創からの大量出血

　胸腔内の大血管や皮下組織内の細動静脈が露出・破綻し，出血を起こすことがある．創の入り口が狭いと，深部の出血点の位置がわからないため，ベッドサイドでの止血が困難となり出血性ショックを来たすことがある．

　対策：創を広く開放し，創の内腔をすべて観察できるようにしておく．

⓶ 肺や気管支の損傷

　フォームが直接肺に接触すると，組織を損傷し，新たな肺瘻や気管支瘻を生じる危険性がある．

　対策：

①創をよく観察し，肺の露出部に直接フォームが接触しないように人工真皮を広めに貼付する．ただし，創が感染している状態では人工真皮内に肉芽組織が進入してくることはない．フォーム交換時に古いものは洗い流し新たな人工真皮と交換する．本法によって感染が徐々に制御されてくると，人工真皮内に組織が進入してくるようになる．

②全身状態が急激に悪化した場合は，肉芽が菲薄化することがあるため，フォーム交換時に創の状態をよく確認する．

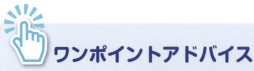

ワンポイントアドバイス

◎洗浄・吸引用チューブ周囲などから少量のエアリークを生じた場合には，義歯安定剤（タフグリップ®など）を追加し，スプレータイプの皮膚被膜剤〔セキューラ®ノンアルコール皮膜（スミス・アンド・ネフュー社，米国），キャビロン™非アルコール性皮膜（3M社，日本）など〕を噴霧したうえで，フィルムドレッシング材を追加貼付する。

◎スプレー剤の噴霧では，撥水性の皮膜の形成によってエアリークが止まるため，容易に本法を継続することができる。

◎肺瘻や気管支瘻がある場合は，筋弁充填時にそれらの近傍に持続陰圧ドレーンを留置し，漏れ出た空気をすぐに吸引除去することが重要である（図6-i）。

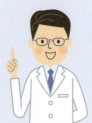

・・・・・・・・・・・・・・・・・・・・・・・・・・・・・・ 引用文献 ・・・・・・・・・・・・・・・・・・・・・・・・・・・・・・

1) 池尻充宏，山内俊彦，守永圭吾ほか：慢性膿胸に対する創内持続陰圧洗浄療法と広背筋前鋸筋連合筋弁充填術の有用性．形成外科 55：1011-1018, 2012
2) 井野康，池尻充宏，守永圭吾ほか：当科における慢性膿胸に対する治療戦略．PEPARS 97：72-78, 2015

4 腹部離開創（消化管露出例を含）

久留米大学医学部形成外科・顎顔面外科学講座　力丸由起子

●疾患の特徴
◎多くは急性創傷で，速やかな創治癒が期待できるものが多い。
◎腹部皮下脂肪の厚い症例が多い。
◎しばしば感染を伴い，皮下ポケットを形成する。
◎再縫合によって創縁が壊死に陥っている場合がある。
◎腹壁を縫合した1-0や2-0といった太い吸収糸が露出している症例がある。これを早期（2～3週以内）に抜去すると腹壁が離開する。
◎腸瘻を伴う場合は，腸液によって創が汚染されるため，治療に難渋する。

❶ 適　応

◎感染を伴う離開創がすべて適応になる。ただし，壊死や感染組織の十分なデブリードマンを行ったうえで本法を行うことが必要である。
◎創の深さは問わない。皮膚・皮下組織までの比較的浅い層に限局した創から，筋層および腹壁全層に至る創まで適応可能である。
◎消化管などの重要臓器の露出を伴う創では，それらに直接フォームが当たらないように人工真皮を併用することで施行可能である。
◎腸瘻を伴う症例では，消化管から漏出する消化液をドレナージするための工夫を行ったうえで施行する。

2 禁　忌

1 悪性腫瘍が創内に存在する場合

　ほかの局所陰圧閉鎖療法（negative pressure wound therapy：以下，NPWT）と同様に，陰圧が悪性腫瘍の増殖を促す可能性があるため禁忌である。したがって，腹壁に存在する悪性腫瘍切除後に創離開が生じた際は，切除が不十分で悪性腫瘍が創内に残存している可能性も念頭に置く。創傷治癒が進まない場合は肉芽組織の病理検査を行う。

2 未検査で奥に何があるかわからない瘻孔が存在する場合

　フォームが瘻孔の深部で直接臓器に接触することによって臓器を損傷してしまうことがある。必ず事前に瘻孔の深部を確認したうえで治療を開始する。ただし，臓器と創が連続していた場合でも，人工真皮を併用することで本法の施行は可能である。

3 治療マニュアル

1 デブリードマン

　フォームが創全体にくまなく密着できるように，創を広く開放し，残糸や壊死組織を含めて確実なデブリードマンを行う（図1）。ただし，腹壁の縫合糸については，術後3週間以降に腹壁が癒合した段階で抜去する。それまでは，本法を行うことで，異物（糸）を創内に残したままの状態で感染のコントロールを行う。

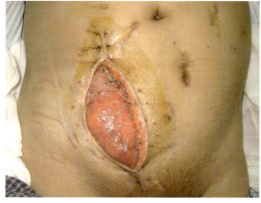

図1　デブリードマン

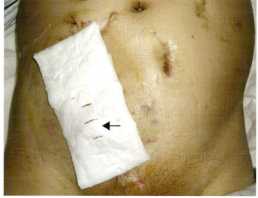

図2　腸管露出部への人工真皮貼付

② 腸管露出部への人工真皮貼付

腸管露出部に直接フォームを当てると，消化管の穿孔を来たす可能性が高い．このため，ドレナージ孔を複数あけるか，メッシュ状に加工されたシリコン膜付き人工真皮を腸管上に広く貼付したうえで，本法を行う（図2矢印）．

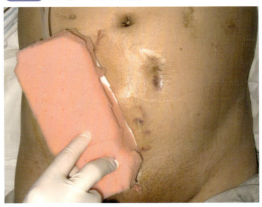

図3 フォームの装着

③ フォームの装着

創の形状に合わせてフォームをトリミングし，そのフォームの中にチューブを2本埋入する（図3）．本法の施行によって創面が縮小してきたら，それに合わせてフォームの大きさも小さくしていく．

④ 創の密閉

フォームを創面に密着させた後，リークを防止するために義歯安定剤（タフグリップ®：小林製薬社，日本）をチューブの周囲（図4-a矢印）に塗布する．次いで，創の上部をフィルムドレッシング材でカバーし，創内を完全に密閉腔とする．

また，創の近くに人工肛門が造設されている場合は，ストーマ装具の周囲をフィルムドレッシング材（図4-b矢印）でカバーすることで，エアリークや洗浄液の水漏れを防止する．

図4 創の密閉

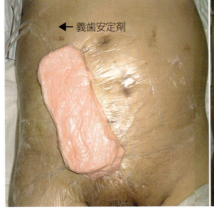

(a) 義歯安定剤を塗布する箇所

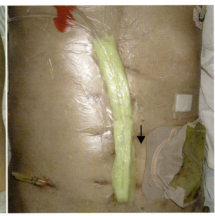

(b) ストーマ装具の周囲をフィルムドレッシング材でカバー

図5 【症例1】37歳，女性，帝王切開後の腹部皮下血腫および創感染

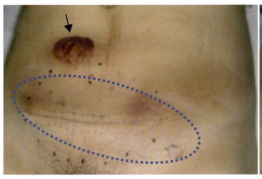
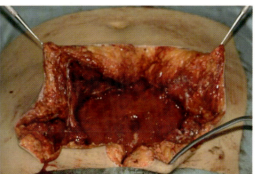

ⓐ 初診時所見
　腹直筋・外腹斜筋上の血腫（矢印）と膿瘍，および広範な皮下ポケット形成（破線）を認めた。

ⓑ デブリードマン直後の所見
　血腫と膿瘍を除去し，皮下ポケットの減張切開を施行した。

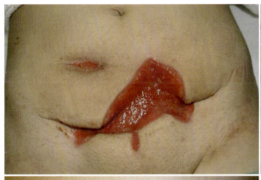
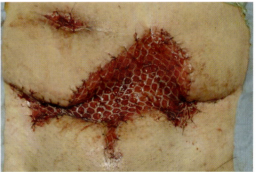

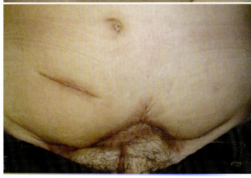

ⓒ 本法による治療開始後23日の所見
　創部には良好な肉芽の増生を認める。
ⓓ 植皮術直後の所見
　同日に網状分層植皮術を施行した。
ⓔ 植皮術後30日の所見
　上皮化は術後21日目に完了した。
（引用文献1）より引用）

④ 症　例

【症例1】37歳，女性，帝王切開後の腹部皮下血腫および創感染

　産婦人科で帝王切開（腹部横切開）にて出産後，皮下膿瘍を生じた。これにより広範囲の皮下ポケットの形成を認めたため，創の開放とポケット切開および血腫除去と排膿を行い，さらにデブリードマンを行った。腹壁の離開はなく，術後約3週間経過していたた

め残糸もすべて抜去した．その3日後より本法を開始し，23日間施行後植皮を行い，創治癒が得られた（**図5**）[1]．

【症例2】84歳，男性，汎発性腹膜炎，消化管穿孔，人工肛門造設術後の皮膚壊死・皮下ポケット形成

消化管穿孔による汎発性腹膜炎で，腹腔内洗浄および人工肛門造設術が行われ，その後

図6 【症例2】84歳，男性，汎発性腹膜炎，消化管穿孔，人工肛門造設術後の皮膚壊死・皮下ポケット形成

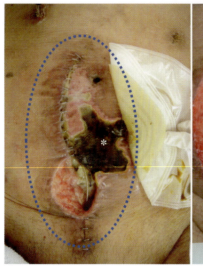
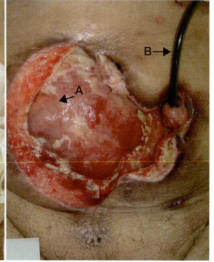

ⓐ 初診時所見
　創縁の壊死（＊）と広範な皮下ポケット形成（破線）を認めた．

ⓑ 創の開放とデブリードマン直後の所見
　腸管の露出を認めたため（A），人工肛門には持続吸引チューブを挿入した（B）．

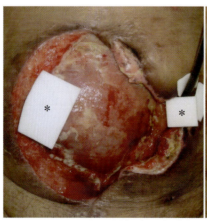
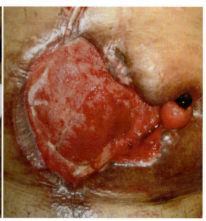

ⓒ デブリードマン後本法開始直前の所見
　腸管露出部に人工真皮（＊）を貼付し，本法を開始した．人工真皮はフォーム交換時に適宜追加で貼付した．

ⓓ 本法開始後21日の所見
　腸管上を含め創全体に良性肉芽の増生が認められた．

図6 【症例2】

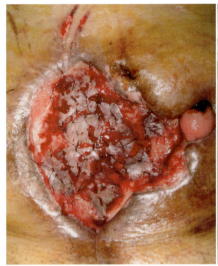
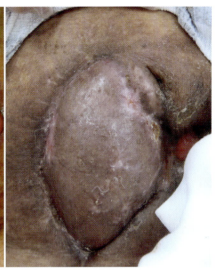

(e) 本法開始後24日の所見
　　局所麻酔下にパッチ植皮を施行した。

(f) 初診後72日（本法開始後65日）の所見
　　創は完全に上皮化した。生じた腹壁瘢痕ヘルニアに対しては今後再建予定である。

人工肛門周囲の皮膚壊死と広範な皮下ポケット形成を生じた。創の開放とデブリードマンを行い，その8日後より本法を開始した。デブリードマンによって人工肛門周囲にも皮膚欠損を生じたため，ストーマ装具の装着が困難であった。そこで，人工肛門に持続吸引チューブを挿入し腸液をドレナージしつつ，腸管露出部には人工真皮を貼付したうえで本法を開始した。その後順調に肉芽形成と創収縮を認めたため，本法開始後24日に局所麻酔下にパッチ状の分層植皮を行い，開始後5週にはストーマ周囲も含めて上皮化が完了した（図6）。

5 合併症と対策

1 創からの大量出血

　臓器の栄養血管や皮下組織内の細動静脈が露出・破綻し，出血を起こすことがある。創のポケットや深部に出血点があるとその位置がわからないため，ベッドサイドでの止血が困難となり出血性ショックを来たすことがある。

　対策：ポケットを含めて創を広く開放し，創の内部がすべて観察できるようにしておく。

② 消化管穿孔

消化管は蠕動運動があるため，フォームが直接消化管に接触すると，消化管の壁が菲薄化し穿孔を生じる危険性がある。

対策：
①創をよく観察し，消化管の露出部に直接フォームが接触しないように人工真皮を広めに貼付する。
②全身状態が急激に悪化した場合は，肉芽が菲薄化することがあるため，フォーム交換時に創の状態をよく確認する。

③ 創内の異物による感染の増悪

異物である残糸があると，これが感染源となり創傷治癒が進みにくい。また同様の理由で，異物である人工真皮を感染創に使用することは本来禁忌である。しかし，持続洗浄機能を有する本法を併用することで，感染創内でもその使用が可能となる。一方，人工真皮の下には浸出液や膿が貯留しやすい。

対策：
①皮下の残糸は除去する。ただし，腹壁の縫合糸については，術後3週以降に腹壁が癒合した段階で抜去する。それまでは，本法を行うことで，異物（糸）を残したままの状態で感染のコントロールを行う。万一，残糸の除去によって腹壁の全層が離開し消化管が露出した場合には，人工真皮を併用する。
②人工真皮を用いる場合は，必ず11番メス刃などでドレナージ孔を複数開けるかメッシュ状に加工されたものを使用する。

ワンポイントアドバイス

◎腹壁離開創内に腸瘻や人工肛門が存在する場合は，腸液によって創が汚染されるため，腸液のドレナージを行う必要がある。12～16Frサイズのバルーン付きドレーンを腸瘻や人工肛門に挿入し，排液バッグに接続し留置する。腸液の漏れが多い場合には持続で吸引する。
◎腹壁が全層で離開した症例では，術後植皮部分に腹壁瘢痕ヘルニアが必発する。このような場合は，二次的に自家組織を用いた腹壁再建を行う[2]。

・・・・・・・・・・・・・・・・・・・・・・・・・・・・・・・・・・・ 引用文献 ・・・・・・・・・・・・・・・・・・・・・・・・・・・・・・・・・・・

1) 西由起子, 守永圭吾, 渡部功一ほか：腹部創感染・離開に対する創内持続陰圧洗浄療法の有用性. 創傷 2：20-25, 2011
2) 守永圭吾, 清川兼輔, 力丸英明ほか：広範囲腹壁瘢痕ヘルニアに対する自家組織移植による再建；当科における治療戦略. 日形会誌 29：526-533, 2009

5 褥瘡

久留米大学医学部形成外科・顎顔面外科学講座　春日　麗

●疾患の特徴
◎褥瘡とは，骨などの固い組織と寝具や装具などによって挟まれた軟部組織に血流障害が生じ，その結果形成された難治性潰瘍の総称である。
◎栄養状態の悪化や知覚の鈍麻などのある宿主の骨突出部位に，一定時間の過剰な圧やずれによって血流障害が生じ，組織に不可逆性の損傷が発生する。
◎褥瘡はその発生メカニズムが解明され，予防可能な疾病として認識されている。あらかじめリスクを予測し除圧マットレスを導入するなどの対策が義務づけられており，急性期病院では重症の褥瘡は減少しつつある。しかし，担癌患者や高齢者の増加に伴い，発生を回避できない場合が依然としてある。
◎感染を伴う深い褥瘡を治療する場合，局所管理のみで治癒に至らしめることは困難である。創内持続陰圧洗浄療法（intra-wound continuous negative pressure and irrigation treatment：以下，IW-CONPIT）による局所管理は非常に有効な治療法であるが，同時に栄養管理や創面の除圧管理，およびリハビリテーションやスキンケアも徹底する必要がある[1)2)]。

1 適応

　皮下組織までの浅い褥瘡の早期治癒を目指すならば，局所陰圧閉鎖療法（negative pressure wound therapy：以下，NPWT）や IW-CONPIT よりも被覆材や外用剤が効果的である。NPWT は原則的には深達性褥瘡に良い適応であり，特に DESIGN 分類（図1）における D4（皮下組織を越える損傷）以上の褥瘡には良い適応である[3)]。なかでも感染を伴う褥瘡においては，持続洗浄機能を有する IW-CONPIT が絶大な効果を発揮する。

図1 DESIGN® 褥瘡重症度分類用

		カルテ番号（　　　　　） 患者氏名（　　　　　　　　　　）	日時	/	/	/	/	/	/
Depth 深さ（創内の一番深いところで評価する）									
d	真皮までの損傷	D	皮下組織から深部						
Exudate 滲出液（ドレッシング交換の回数）									
e	1日1回以下	E	1日2回以上						
Size 大きさ［長径(cm)×短径(cm)］									
s	100未満	S	100以上						
Inflammation/Infection 炎症／感染									
i	局所の感染徴候なし	I	局所の感染徴候あり						
Granulation 肉芽組織（良性肉芽の割合）									
g	50％以上（真皮までの損傷時も含む）	G	50％未満						
Necrotic tissue 壊死組織（壊死組織の有無）									
n	なし	N	あり						
Pocket ポケット（ポケットの有無）		-P	あり						

部位［仙骨部，座骨部，大転子部，踵骨部，その他（　　　　　）］

Ⓒ日本褥瘡学会/2002

（日本褥瘡学会，2013）

❷ 非適応・禁忌

① デブリードマンが不十分な褥瘡

壊死組織が付着している褥瘡においては，洗浄により浄化は可能であるが，再感染の可能性が高く創傷治癒が遷延する（図2）。速やかなデブリードマン後にIW-CONPITを導入する。

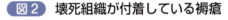

図2　壊死組織が付着している褥瘡

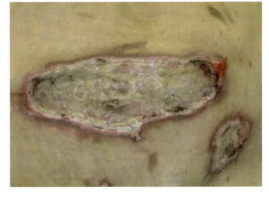

② 出血のある褥瘡

出血のある褥瘡では，創面を持続洗浄することで止血機序が働かず，出血量が増加する可能性がある（図3）。外科的処置時には止血を入念に行い，翌日出血がないことを確認したうえで，本法を開始する。

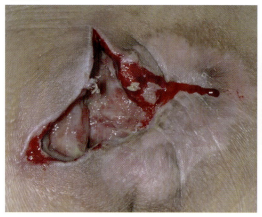
図3 出血のある褥瘡

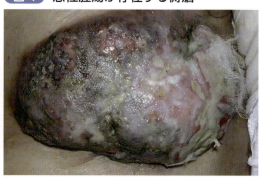
図4 悪性腫瘍が存在する褥瘡

③ 悪性腫瘍が存在する褥瘡

　フォームによる陰圧環境が悪性腫瘍の増殖を促す可能性があるため，NPWT自体が禁忌である（**図4**）。また，悪性腫瘍自体が易出血性であることが多く，フォーム交換の刺激によって止血困難な出血を引き起こす可能性がある。

❸ 治療マニュアル

　前処置として，壊死組織や不良肉芽などの徹底的なデブリードマンを行う。

① 材料と貼布部位の準備

　まず，皮膚に付着している水分や油分を丁寧にふき取り，テープが密着する条件を整える。フォームを褥瘡潰瘍部分とほぼ同じ大きさにトリミングし，そのフォームに，洗浄する生理食塩水を送水するチューブ（以下，洗浄用チューブ）と，創面を洗浄し終えた生理食塩水を吸引・回収するチューブ（以下，吸引用チューブ）をはめ込む溝を作製する。フォームの厚さは，創の皮膚面の高さよりわずかに盛り上がる程度とする。また，効果的に洗浄するために，洗浄用チューブの先端と吸引用チューブの先端ができるだけ離れた場所になるように配置する（**図5**）。

② 貼布の実際

　フォームを褥瘡に当て，チューブごとポリウレタンフィルムで皮膚に固定する。この時，医療機器関連圧迫創傷（medical device related pressure ulcer：MDRPU）の発生を回避するために，チューブの留置場所は骨突出部分を避けるように配慮する。ま

図5 作製したフォームと貼布後の状態

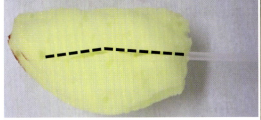

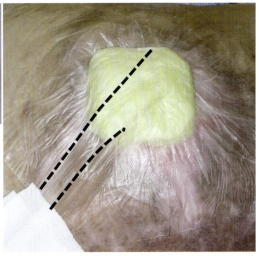

ⓐ フォーム内に作製した溝
ⓑ 洗浄用チューブ（上）と吸引用チューブ（下）

た，洗浄水による皮膚の過剰な浸軟を回避するために，チューブの固定される部分の皮膚にハイドロコロイドやポリウレタンフィルムなどをあらかじめ貼付すると，浸軟による皮膚トラブルを回避することができる（図6-A）。殿裂の部分にポリウレタンフィルムがかかる場合には，便汁の流れ込みや洗浄水の漏出を回避する目的で，義歯固定用のタフグリップ®（小林製薬社，日本）や，ストーマ管理に用いるハイドロコロイドなどを殿裂部分に貼付する。また，交換時にフォームを剥がす際に，フォーム内に入り込んだ肉芽からの出血や疼痛を訴える場合がある。このような場合には，あらかじめシリコン素材のコンタクトレイヤー（メピテル®：メンリッケヘルスケア社，日本）を敷き（図6-B），その上にフォームを固定すると，交換時の出血や疼痛を軽減することができる。

③ 施行中や交換時の観察のポイント

図6 メピテル®

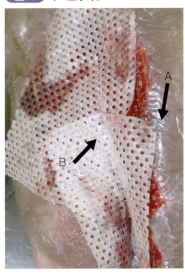
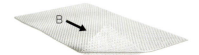

ポリウレタンフィルム（A）を浸軟防止のために貼布し，潰瘍にはソフトシリコン（メピテル®：B）を貼布する工夫を行う。

洗浄中には，洗浄水の臭いや色および浮遊物を観察する。施行中はフォームによって褥瘡表面の観察ができないため，これらが感染の良い指標となる。また，フォーム交換の際には褥瘡の表面をよく観察し，肉芽の色や出血の程度および感染の状態を評価する。この際，褥瘡内に新たな褥瘡（褥瘡内褥瘡）が発生したり肉芽が均一に改善していない場合に

は，陰圧の程度やチューブ先端の位置およびフォームの厚さなどを調整する必要がある。

４ 送水量と陰圧の調整

　創面の感染の程度や面積によって送水量を調整する（図7）。汚染が強く排膿や発熱を伴っている場合は，1日の洗浄水量が4,000〜5,000mlに及ぶ場合もある。ただし，送水量が増えるとメラサキューム（泉工医科工業社，日本）では創内の陰圧環境が維持できない場合もあるため，陰圧デバイスを壁吸引に変更するなどの検討が必要となる。感染が軽度の場合も，2,000ml/日程度の維持量の送水を継続することで潰瘍における菌の再増殖を防止することができる。

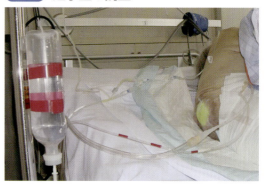

図7　送水量の調整

　陰圧の程度については，−80〜400mmHgの陰圧で創傷治癒が促進されるといわれているが，血流障害によって生じた褥瘡ではそれよりも低圧の−30〜−50mmHg前後が推奨される。

５ 安静制限や交換頻度

　IW-CONPIT導入中の体位変換やリハビリテーションに制限は不要であるが，体位変換時にポリウレタンフィルムが剥がれるような動きを回避する必要がある。フォームの交換頻度については，褥瘡の状態や感染の程度によって決定するが，通常3〜4日から7日に一度の交換で十分であり，1〜2回/週の交換と考えればよい。また，交換時に壊死組織や皮下ポケットの残存が認められた場合には，デブリードマンやポケット切開を適宜追加する。

４ 症　例

【症例1】84歳，女性，仙骨部褥瘡

　既往歴：CLI，糖尿病，脳梗塞
　前医からの転院時，褥瘡は感染と悪臭を伴っており，皮下ポケットと一部に仙骨の露出を認めた。紹介翌日の左下肢の切断術時に褥瘡のポケット切開とデブリードマンを施行し

た。その5日後よりIW-CONPITを開始し，開始後1週目・2週目にベッドサイドで2回の分層植皮を施行した。

本法開始後23日で褥瘡はわずかなraw surfaceを残すのみとなり，紹介元に転院となった（図8）。

図8 【症例1】84歳，女性，仙骨部褥瘡

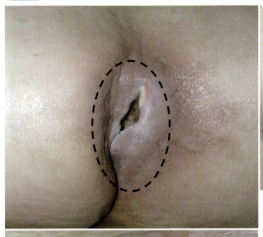
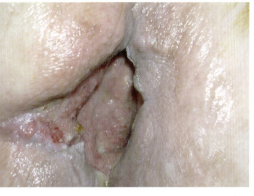

(a) 初診時所見
　この翌日にデブリードマンとポケット切開を行い，6日後にIW-CONPITを開始した（破線：ポケットの範囲）。
(b) 本法開始後1週（初回植皮当日）の所見
　メラサキュームを用いて−50cmH$_2$O，50ml/時の洗浄を7日間継続したところ，感染徴候は改善し良性の肉芽に潰瘍が覆われたため，薄めの分層皮膚移植を2回に分けて行った。
(c) 本法開始後23日（転院時）の所見
　2回の植皮の結果，褥瘡はほぼ上皮化し，紹介元の病院に転院となった。

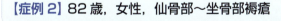
【症例2】82歳，女性，仙骨部〜坐骨部褥瘡

既往歴：脳梗塞，糖尿病，認知症
　肺炎と低栄養の改善目的で当院に紹介され入院した。褥瘡は皮膚科で治療されていたが，その後も4カ月間悪化の一途を辿り，当科に紹介され受診した。ポケット切開とデブリードマンを行った後，IW-CONPITを開始した。
　開始後14日に分層植皮を施行し，ポケット切開とデブリードマン後わずか48日には褥瘡は約1/3の面積まで縮小し，紹介元へ転院となった（図9）。

図9 【症例2】82歳，女性，仙骨部〜坐骨部褥瘡

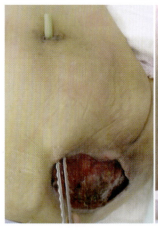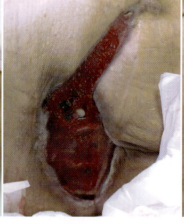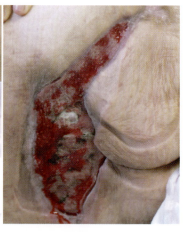

ⓐ 当科初診時所見
　仙骨から右の大転子に続く皮下トンネルを認めるも，大転子のポケットにはペンローズが挿入され，潰瘍面のみの洗浄が1回/日に行われていた。この翌日，ポケット切開を局所麻酔下に行った。

ⓑ ポケット切開後 IW-CONPIT 継続14日目（分層植皮時）の所見
　ポケット切開後，呼吸状態が悪化したが，全身状態が回復するまで壁吸引にて−100mmHg，10ml/時でIW-CONPITを継続した。開始後14日目に，ベッドサイドでデブリードマンと分層皮膚移植を行った。

ⓒ 植皮後2週の所見
　植皮後7日よりIW-CONPITを再開し，褥瘡の面積は初診時の約1/3まで縮小した。中央に一部骨露出が認められるが，その周囲の肉芽には植皮片が生着している。この翌日に転院となった。

❺ 合併症と対策

◎特に臨床的に問題となる合併症はないが，血流障害によって生じた褥瘡では強すぎる陰圧によって創面に浅い壊死を生じることがある。このため，通常よりも低圧の−30〜−50mmHgの陰圧が推奨される。

◎周囲皮膚の保護を怠ると，過度の浸軟や新たな創傷を生じることがあるため，交換の度に皮膚の状態を観察し，皮膚の保護や同じ場所にチューブを固定しないなどの工夫が必要である。

◎褥瘡が発生する患者の多くは，全身状態不良や高度のるい痩を伴い，さらに高齢である場合が多い。このため，バイタルチェックや喫食量の確認，および定期的な採血による全身状態の評価などを継続することが重要である。なかでも下痢は，頻回なおむつ交換を必要とし，テープ貼付部位と肛門が近い場合には水漏れなどのトラブルを惹起する可能性があるため，特に注意して管理を行うことが重要である。

ワンポイントアドバイス

◎洗浄水漏れや便汁の流入を防ぐための一工夫

殿裂部分や肛門に近い場所では，便汁の流入や洗浄水の漏出を回避するために，義歯固定用のタフグリップ®（図10）やストーマ用の用手形成皮膚保護剤（ハイドロコロイド：図11）などを用いるとよい。ポリウレタンフィルムを貼付する前に，予定部位の皮膚を石けんを用いてよく洗浄し，水分や油分をよくふき取ってから殿裂部分に沿うようにタフグリップ®やハイドロコロイドをのせ，その上にフィルムを密着させる（図12）。

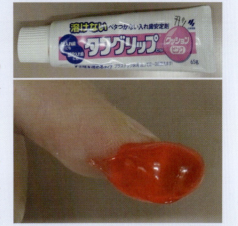

図10 タフグリップ®

義歯を固定する固定材は手軽に入手できるが，べたつきがあり，うまく使用するのに多少コツが必要である。チューブ周囲からの漏れ防止には特に有用である。

図11 用手形成皮膚保護剤

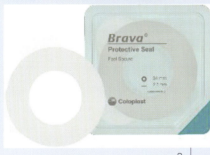

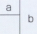

ⓐBrava®（日本コロプラスト社）
ⓑ用手形成皮膚保護剤（Brava®）を土手の形に整形し，貼り付ける。タフグリップ®のようにべたつかず，時間が経っても固くならない。

◎有毛部分では剃毛を行った後にテープを貼付

有毛部分であっても，剃毛直後に装着することで，数日間はIW-CONPITが可能である。当然毛が伸びてくるとテープが浮き上がり密着しないため洗浄水の漏出が起こるが，汚染の強い時期に数日間傷を浄化することで感染の改善が十分に期待できる。

◎**敗血症に陥り全身状態が悪く外科的処置がしづらい場合も有効**

　ポケットが深い褥瘡の場合は，可能ならばポケット切開後の導入が好ましい．しかし，全身状態が悪く早急な処置が躊躇されるような場合には，ポケットの最深部や感染が強い部分にフォームと洗浄用チューブを挿入し本法を行う．全身状態が改善したら，ポケット切開を行う．

◎**工夫次第で関節や恥骨の上などに発生した褥瘡にも導入可能**

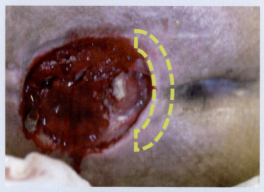

図12　タフグリップ®やハイドロコロイドの貼付

破線の範囲に土手のように貼付する．

　テープの貼り方を工夫することで，屈曲部位や指間などさまざまな場所に導入することができる．また，骨の露出した褥瘡に人工真皮を貼付したうえで IW-CONPIT を施行すると，周辺組織から肉芽同士のブリッジングが進むことで骨上にも肉芽の形成が得られ，皮弁などを用いずとも植皮や保存的な治療による閉創が可能となることもある[4]．

引用文献

1) 守永圭吾，清川兼輔：重度感染創に対する創内持続陰圧洗浄療法．形成外科 56：1173-1179，2013
2) 日本褥瘡学会：褥瘡予防・管理ガイドライン（第3版）．pp69-78，2009
3) 守永圭吾，清川兼輔，力丸英明ほか：Vacuum Assisted Closure（V.A.C.）による重度仙骨部褥瘡（IV度）の治療経験．日形会誌 24：804-808，2004
4) 清川兼輔，高橋長弘：持続洗浄を併用した局所陰圧閉鎖療法；創内持続陰圧洗浄療法．形成外科 53：293-300，2010

6 足潰瘍

久留米大学医療センター足病変・皮膚潰瘍治療外来　井野　康

◉疾患の特徴

◎外傷性，感染性，虚血性，静脈うっ滞性，自己免疫性など病態はさまざまで，しばしば複合している場合もある。したがって，同じような潰瘍を呈していても治療内容が異なるため，その病態把握は極めて重要である。

◎足部は特に皮膚軟部組織が薄く，腱・骨組織といった二次治癒が得られにくい組織が露出しやすいため，保存的治療のみでの治癒は難しい場合が多い。

◎感染を伴うケースでは，腱に沿って感染が中枢側へ波及しやすく大切断のリスクが高くなる。局所陰圧閉鎖療法（negative pressure wound therapy：以下，NPWT）の感染例での使用は推奨されていないことから[1]，感染を伴う例においては，創内持続陰圧洗浄療法[2]（intra-wound continuous negative pressure and irrigation treatment：以下，IW-CONPIT）が非常に有効である。

❶ 適　応

　感染のある創傷で，壊疽や潰瘍および骨髄炎を伴う場合も良い適応となる。しかし，感染組織のデブリードマンを行ってから本法を開始することが重要である。また，血流障害を伴う重症虚血肢（critical limb ischemia：以下，CLI）の潰瘍では，原則的に血行再建術を行った後に本法を用いることが望ましい。

❷ 禁　忌

　CLIでは血流が乏しく，血管内圧自体も低い。このため，40mmHg以上の強い陰圧をかけると，陰圧によって収縮したスポンジが元に戻ろうとする反発力によって創面が圧迫されるため，創面の血流障害をさらに悪化させてしまうことになる。したがって，皮膚

灌流圧（skin perfusion pressure：以下，SPP）が20mmHg以下のような極めて血流の悪い創傷では，その適用は避けた方がよい．どうしても行いたい場合には，10〜15mmHg以下の非常に弱い陰圧で行うことが必要であるが，特に足部においては洗浄水の漏れを生じやすい．

❸ 治療マニュアル

1 創面のデブリードマン

壊死組織を外科的に除去する（図1）．

2 フォームの貼布

2本のチューブをフォーム内に挿入し，健常皮膚の上に義歯安定剤（タフグリップ®：小林製薬社，日本）で固定する（図2矢印）．

洗浄水の短絡を防止するため，洗浄用チューブの先端と吸引用チューブの先端を対角線上のできるだけ離れた位置に置く．チューブ周囲からの漏れを防止するための義歯安定剤は，洗浄水に浸ると皮膚から離れてしまうため，フォームから少し離した位置で使用する．

そして，フィルムで創全体を覆い，完全な閉鎖腔とする．

3 リークの防止

潰瘍が足趾にまで及ぶ場合は，趾間でリークを生じやすいため，1趾ずつ個別にフィルムで巻いてリークを防ぐ（図3矢印）．また，足趾全体をすべてフィルム材で被覆することもある．リークの有無をチェックした後，本法を開始する．

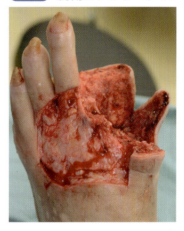

図1　創傷のデブリードマン

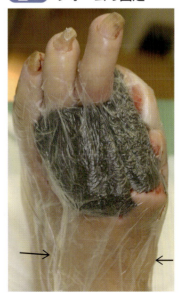

図2　フォームの固定

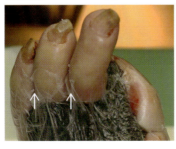

図3　リークの防止

4 症 例

【症例 1】67 歳，男性，右第Ⅴ趾壊疽

既往歴：ASO/PAD，CLI，2 型糖尿病，高血圧，陳旧性心筋梗塞，慢性腎臓病

7 年前の 5 月初旬，素足にビニールを巻いて水田で農作業中に右第Ⅴ趾に裂創を受傷した。その後，近医で入院治療を開始したが増悪したため，同月下旬に当院代謝内分泌内

図4 【症例 1】67 歳，男性，右第Ⅴ趾壊疽

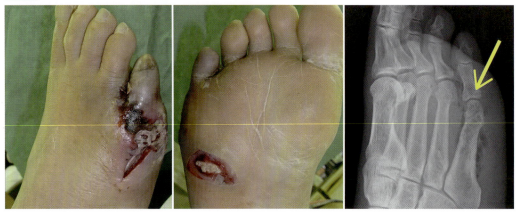

(a) 当科初診時所見
矢印：ガス像

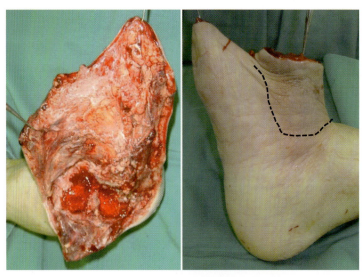

①第Ⅲ～Ⅴ趾を中足骨まで切断した。　②中足骨での切断を施行した（破線部の皮膚・軟部組織も切除）。

(b) 第 2 回目の術中所見

科に入院し，同月末に当科に紹介され受診した。

当科初診時所見では，右第Ⅴ中足骨を中心に足底から足背に至る貫通創とその周囲に広がる壊死および握雪感があり，単純Ｘ線像でも同部位にガス像を認めた（**図4**-a）。内科で血糖コントロールと抗生剤投与を行いつつ，当科ではガス像を認める部位のデブリードマンを行い，まず感染のコントロールを最優先とした。

初診後25日の所見では，壊死の範囲は限局化したが，SPPが足背で19mmHg，足底で35mmHgと末梢の血流が非常に低下していた。血行再建の適応もなかったため，第Ⅲ～Ⅴ趾を中足骨まで切断した。しかしその後，壊死が第Ⅰ・Ⅱ趾にまで及んだため，これらに対して中足骨での切断を施行したが，皮膚・軟部組織を可及的に残した（**図4**-b）。IW-CONPIT（−30mmHgの陰圧）を開始し，フォーム交換時にデブリードマ

図4 【症例1】

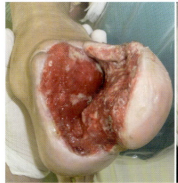
①デブリードマン追加

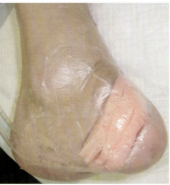
②肉芽形成がほぼ完了

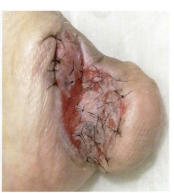
③第3回目手術（パッチ植皮術）

(c) 第2回目術後の経過

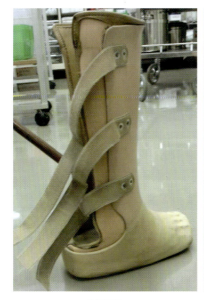
(d) 装具

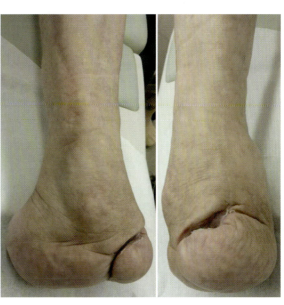
(e) 第3回目術後1年8カ月の所見

ンを適宜追加することで肉芽形成がほぼ完了したため，2回目術後50日に第3回目の手術として殿部からのパッチ植皮術を行った（図4-c）。第3回目の植皮術後約3週で創が閉鎖したため，装具を作製して歩行を再開した（図4-d）。

第3回目術後1年8カ月の所見では，潰瘍や胼胝の再発なく，農業にも復帰できている（図4-e）。

【症例2】71歳，男性，左Ⅰ〜Ⅴ趾壊疽

既往歴：コレステロール塞栓症疑い，抑うつ躁状態，C型慢性肝硬変，アルコール依存症，てんかん

2016年10月より両側足趾の血行不良とチアノーゼが出現し，足背動脈の触知不良を認めた。近医にてPADの診断を受け内服治療のみが行われたが，悪化傾向を認めたため当科に紹介され受診した。

当科初診時，左Ⅰ〜Ⅴ趾から足背にかけて壊疽を認めた（図5-a）。しかし，足背と後脛骨動脈は触知可能であった。左側ではすべての足趾で壊死が深部に及んでいたため，12月に第Ⅰ〜Ⅴ趾の切断と断端形成術を行った。この際，第Ⅰ趾断端を皮膚で覆うことができなかったため，感染の再燃を防止する目的でIW-CONPIT（−60mmHgの陰圧）を開始した（図5-b）。本法を27日間継続し，土踏まずより分層植皮術を行った。第2回目術後17日に創は閉鎖し，歩行を再開した。

術後4カ月でも潰瘍の再発は認められない（図5-c）。

図5 【症例2】71歳，男性，左Ⅰ〜Ⅴ趾壊疽

(a) 当科初診時所見

図5 【症例2】

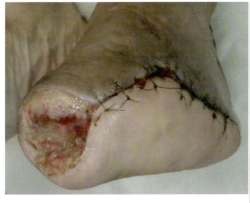
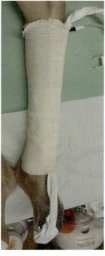

(b) 断端形成術とIW-CONPITの所見

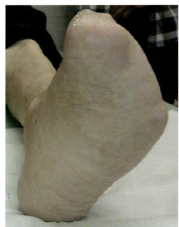
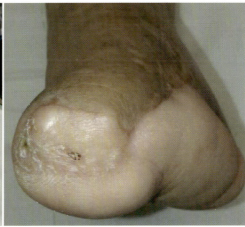

(c) 術後4カ月の所見

【症例3】46歳，男性，右第Ⅲ趾糖尿病性壊疽

既往歴：2型糖尿病

　近医で2型糖尿病の治療を受けていたが自己中断した。その2年後に釘を踏んで右足の刺創を受傷したため，地元の病院へ入院となった。HbA1cが11.7％と高値を認め，糖尿病に対する血糖コントロールと創傷処置が開始された。その後創感染を併発したため，右第Ⅲ趾の基節骨での切断術を受けた。しかし，創治癒が遅延したため当科に紹介され受診した。

　当科初診時に感染は若干軽快していたが，創内に壊死が残存していた（図6-a）。右第3中足骨をさらにデブリードマンし，骨の切断端に人工真皮を貼付してIW-CONPIT（－80mmHgの陰圧）を開始した（図6-b）。本法開始後6日，10日，21日の所見では，

図6 【症例3】46歳，男性，右第Ⅲ趾糖尿病性壊疽

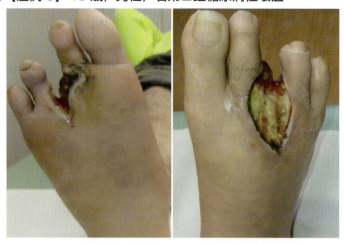

(a) 当科初診時所見

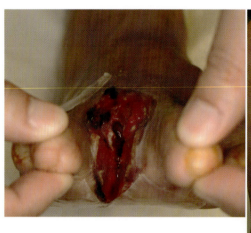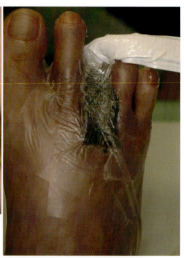

(b) 術直後の所見

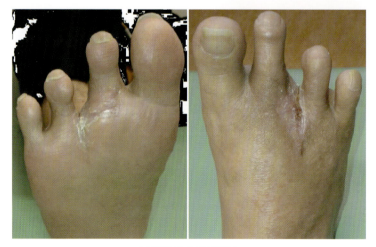

(c) 術後3カ月の所見

人工真皮を追加して貼付した骨断端上にも肉芽の形成が認められた。さらに感染もコントロールされてきたため,その後はNPWTの単独治療へ移行した。NPWTを24日継続し,その2週間後に創は治癒した。その後はインソールを作製して,歩行を再開して退院となった。

術後現在3カ月を経過しているが,潰瘍の再発は認められない(**図6**-c)。

ワンポイントアドバイス

◎足部では安静が難しく,頭部や体幹に比べ低い場所にあるため,洗浄用の生食ボトルの高さが創部より高くなることで,創内が陽圧となり水が漏れてしまうことが多い。また足底には汗腺が発達しているため,強力な粘着力のあるフィルムでも剥がれやすく,このこともリークの大きな要因の1つとなる。

◎これらへの対策としては,①生食ボトルの高さが創の高さより高くならないように厳重に管理すること,②交換ペースを週3~4回程度に増やしてフィルムの剥がれを予防すること,③包帯や安全ピンまたは洗濯バサミなどを用いて洗浄用と吸引用チューブが足の動きによって引っ張られないようにすることが重要である。

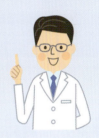

―― 引用文献 ――

1) Weed T, Ratliff C, Drake DB: Quantifying bacterial bioburden during negative pressure wound therapy: does the wound VAC enhance bacterial clearance? Ann Plast Surg 52: 276-279, 2004
2) Kiyokawa K, Takahashi N, Rikimaru H, et al: New continuous negative-pressure and irrigation treatment for infected wounds and intractable ulcers. Plast Reconstr Surg 120: 1257-1265, 2007

7 異物感染

久留米大学医学部形成外科・顎顔面外科学講座　右田　尚

> ● **疾患の特徴**
> ◎人工物を用いる手術は，形成外科のみならず外科領域において多岐にわたり行われている。しかし，人工物にいったん感染を生じた場合，その感染を完全に制御することは非常に困難であり，異物を取り除くことが創傷治癒の大原則である。
> ◎人工血管などで取り除くことができない症例や，できれば人工物を取り除きたくない症例において，感染を制御しこれらを救済することができれば，手術侵襲も少なく患者に対するメリットは非常に大きい。

❶ 適　応

　感染が人工物の全周かつ広範囲に及んでおらず一部に限局している症例で，デブリードマンと洗浄が十分に行える症例が良い適応となる。

❷ 禁　忌

　悪性腫瘍のある創傷以外は基本的に禁忌はないが，感染が人工物の全周に及んでいる場合や深部で広範囲に及んでいる場合は，創内持続陰圧洗浄療法（intra-wound continuous negative pressure and irrigation treatment：以下，IW-CONPIT）を用いても感染のコントロールは困難である。

③ 治療マニュアル

1 人工物の交換が可能な場合

　組織拡張器や乳房インプラントなどの人工物の交換が可能な場合には，まず人工物の除去と，創内の感染組織の徹底的なデブリードマンおよび洗浄を行う。その後，人工物を新しいものに交換したうえで，創内の人工物周囲に洗浄用チューブと吸引用チューブを留置し，創を縫合して完全な閉鎖腔とする（図1）。洗浄用チューブに生食ボトルを，吸引用チューブに持続吸引器（メラサキューム：泉工医科工業社，日本）を接続し，$-50cmH_2O$ の陰圧下に本法を開始する。この際，創の高さと生食ボトルの高さを同じにして創内に陽圧がかからないようにすることで，創内は吸引圧によって常に陰圧に保たれ，その陰圧に引かれて生理食塩水が創内を流れ続けることになる（閉鎖式 IW-CONPIT）[1]。

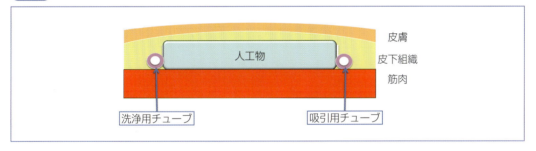

図1 閉鎖式 IW-CONPIT

2 人工物を除去できない開放創の場合

　人工物を除去できない開放創（縦隔洞炎の人工血管露出例など）では，同様にまず創内の壊死および感染組織の徹底的なデブリードマンを行う。その後，創の立体的形状に合わせてフォームをトリミングし，創面に密着させる。この際，フォーム内に洗浄用チューブと吸引用チューブの2本を留置する。創全体をポリウレタンフィルムでカバーして創内を完全に密閉腔とし，洗浄用チューブに生食ボトルを，吸引用チューブに持続吸引器（メラサキューム）を接続し，$-50cmH_2O$ の陰圧で本法を開始する（図2）。

図2 実際の方法

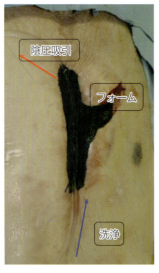
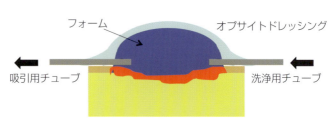

ⓐ 露出した大血管や心臓の上には人工真皮を貼付し，フォームが直接触れないようにする。チューブ2本をフォーム内に留置し，次に創の上部をポリウレタンフィルムでカバーして，創内を完全に密閉腔とする。

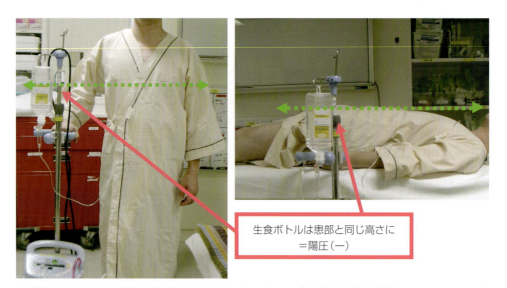

ⓑ 術後，一方のチューブに生食ボトルを，もう一方のチューブに持続吸引器を連結し，IW-CONPIT を行う。この際，創の高さと生食ボトルの高さを同じにすることで創内に陽圧がかからないようにする。

3 人工物の被覆

本法を 2〜3 週間施行後，創感染の鎮静化と肉芽の改善が得られた段階で，高い創傷治癒能力を有する大胸筋弁や広背筋弁もしくは大網弁で人工物（人工血管）を被覆し，その上に植皮を行い創を治癒させる。

④ 症　例

【症例1】 60歳，女性，全弓部置換術後縦隔洞炎（人工血管露出）

　約5年前に他院にて，急性大動脈解離に対して人工血管による全弓部置換が行われたが，術後縦隔洞炎を発症した。その後，再縫合や左大胸筋弁の移植が行われたが治癒せず，感染の再燃と入退院を繰り返していたため当科に紹介され受診した。当科初診時，前胸部正中に瘻孔を認め，CTでは人工血管から後縦隔に達する瘻孔が確認された。デブリードマンを行った後，感染の鎮静化を図るためにIW-CONPITを3週間行い，感染が鎮静化した段階で右の大胸筋弁を充填した。

　現在術後5年を経過しているが，再発なく経過良好である（**図3**）[2)3)]。

図3 【症例1】60歳，女性，全弓部置換術後縦隔洞炎（人工血管露出）

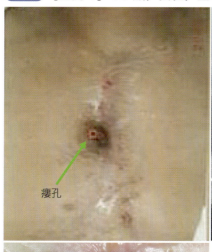
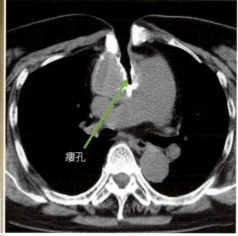
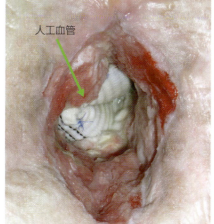

a | b
c

ⓐ 初診時（全弓部置換術後5年）の所見
　前胸部正中に瘻孔を認める（矢印）。
ⓑ 術前CT所見
　人工血管から後縦隔に達する瘻孔を認める（矢印）。
ⓒ 本法開始後3週目の所見
　創部より人工血管の露出を認めるが，感染は鎮静化している。
（引用文献2)より引用）

図3 【症例1】

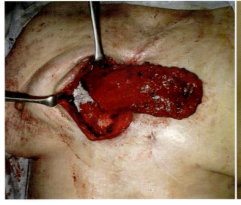

(d) 充填した右大胸筋弁
　　大胸筋弁を瘻孔深部の後縦隔まで充填した。

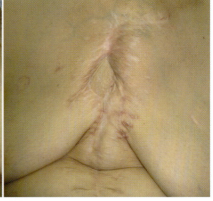

(e) 術後2年の所見

(引用文献2)より引用)

【症例2】17歳，女性，人工関節と骨セメントが露出した股関節部感染創

　骨盤のEwing肉腫に対し，術前化学療法5クール施行後，左腸骨・坐骨・恥骨・大腿骨摘出術および骨セメント移植と人工関節による再建が施行された。術後に血腫と多剤耐性表皮ブドウ球菌による感染を生じ，創部の皮膚が壊死し骨セメントと人工関節が広範囲に露出したため，当科に紹介され受診した。創部を十分に開放し，デブリードマンを行った後，IW-CONPITを4週間施行することで感染は鎮静化した。骨セメントを除去し，新たにバンコマイシン入り骨セメントにて人工関節を固定した後に，遊離広背筋・前鋸筋連合皮弁にて骨セメントおよび人工関節を完全に被覆した。露出した筋体上には網状分層植皮術を行った。

　術後6カ月を経過したが，感染の再発はなく経過良好である（**図4**）[4]。

図4 【症例2】17歳，女性，人工関節と骨セメントが露出した股関節部感染創

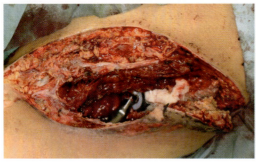

(a) 初診時所見
　広範囲の皮膚欠損があり，人工関節と骨セメントが
露出している。

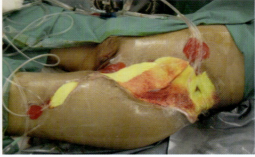

(b) 本法施行時の所見

(引用文献4)より引用)

図4 【症例2】

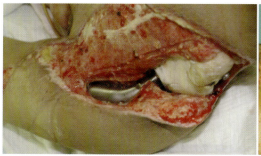
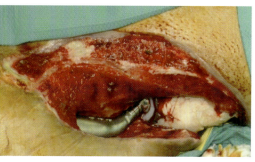

ⓒ 本法施行後4週目の所見
　感染はほぼ鎮静化している。

ⓓ 術中所見
　骨セメントをいったん除去後、バンコマイシンを混ぜた骨セメントに置換した。

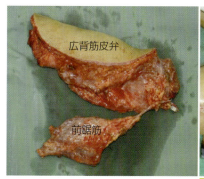

広背筋皮弁

前鋸筋

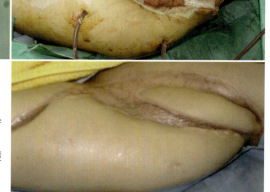

ⓔ 挙上した遊離広背筋・前鋸筋連合皮弁
ⓕ 連合筋皮弁移植直後の所見
　人工関節と骨セメント部を筋弁で被覆し、死腔には前鋸筋を充填した。
ⓖ 術後6カ月の所見
（引用文献4）より引用）

【症例3】26歳、女性、右上腕の面状瘢痕に対する組織拡張器（TE）挿入術後感染

　交通事故で右上肢開放骨折と右上肢挫滅創およびデグロービング損傷を受傷し、当科でデブリードマンと人工真皮移植を行い、その後、分層植皮術を行うことで治癒した。その後に生じた右肘関節の瘢痕と拘縮に対し、右上腕と右前腕に組織拡張器（tissue expander：以下、TE）を計4個挿入した。しかし術後18日に、発熱と右上腕外側のTE挿入部に発赤・圧痛が出現し、採血上WBC 11,700、CRP 1.67と炎症反応の上昇を認め、同部のTEの感染が強く疑われた。このため、このTE挿入部の創を開放したところ、TE周囲に黄色透明な浸出液の貯留（約30ml）が認められた。TEを除去し、

ポケット内を大量の生理食塩水で洗浄し，新たな TE を挿入した．TE の上に洗浄用チューブを 1 本，周囲に吸引用チューブを 2 本留置して閉鎖式 IW-CONPIT を開始した．生理食塩水約 2,000ml/日で洗浄し，術後 7 日には感染が鎮静化したため洗浄用チューブを抜去し，術後 13 日には陰圧ドレーンとして用いた吸引用チューブもすべて抜去した．

現在術後 5 カ月を経過しているが，感染の再発はなく外来にて TE の拡張中である（**図 5**）．

図 5 【症例3】26 歳，女性，右上腕の面状瘢痕に対する組織拡張器（TE）挿入術後感染

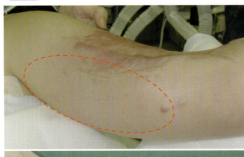
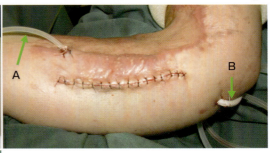
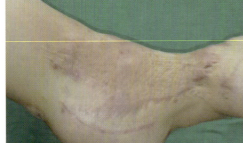

a	b
c	

(a) 術前所見
　右上腕外側の TE 挿入部に発赤を認める（破線）．
(b) 閉鎖式 IW-CONPIT を施行した状態
　洗浄用チューブ(A)と吸引用チューブ(B)を留置している．
(c) 術後 5 カ月の所見

❺ 合併症と対策

◎本法を行うことによって，以前では摘出せざるを得なかった異物感染を救済することができるようになったことは，極めて画期的なことである．しかし，すべての異物感染を救済できるわけではない．洗浄不足やデブリードマンの不足，もしくは人工物周囲の死腔の充填が不十分な場合は，感染が再燃する．

◎対策としては，創内を徹底的に洗浄し，汚染した組織の確実なデブリードマンを行う．人工物周囲の洗浄効果が十分に得られるためには，フォームの形状やチューブ位置に配慮することが重要である．また，最終的な手術の際，人工物周囲に生じる死腔を，高い創傷治癒能力を有する筋弁や大網弁で確実に充填することが極めて重要である．

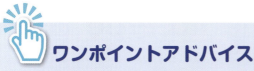

ワンポイントアドバイス

◎人工物周囲を効率よく洗浄するには，洗浄用チューブと吸引用チューブの先端の位置が重要である．すなわち，露出した人工物全体がくまなく洗浄されるようにすることが重要であり，洗浄されない部分が極力存在しないようにする．

◎そのためには，洗浄用チューブと吸引用チューブの先端をできるだけ遠くの対角線上に置き，洗浄水がシャントしてしまわないようにする（本書Ⅰ-2「IW-CONPITにおける基礎実験と，より効果的な方法」参照）[3]．

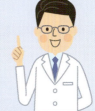

・・・・・・・・・・・・・・引用文献・・・・・・・・・・・・・・

1) Oyama M, Rikimaru H, Kiyokawa K, et al: The efficacy of continuous of negative pressur and irrigation treatment inside the wound by a closed system in reconstruction of all layers of the cranium accompanying infection and cerebrospinal fluid leakage. J Craniofac Surg 27: e10-e13, 2016
2) Morinaga K, Rikimaru H, Kiyokawa K, et al: Results of intra-wound continuous negative pressure irrigation treatment for mediastinitis. J Plast Surg Hand Surg 47: 297-302, 2013
3) 守永圭吾：創内持続陰圧洗浄療法における洗浄効率についての実験的研究．久留米医会誌 75：361-373, 2012
4) Yoshida S, Yokoyama R, Sakamoto A: Treatment of pelvic defect and infection with endoprosthesis exposure by topical negative pressure and irrigation with myocutaneous flap. Microsurgery 31: 655-658, 2011

8 開放骨折（Gustilo type ⅢB）

久留米大学医学部形成外科・顎顔面外科学講座　力丸　英明

◉疾患の特徴

◎ Gustilo type ⅢB は，高エネルギーの作用によって生じた四肢の開放骨折で，骨折部位の被覆が不可能な広範囲の軟部組織の損傷もしくは欠損と外傷に伴う高度の汚染を有するのが特徴である[1)2)]。これらの汚染された血行不良な組織，壊死組織および異物が原因となって内因性の局所感染を生じる危険性が非常に高い状態となる。

◎さらに，創部が開放創であることから外因性の局所感染を生じる危険性もある。いったん局所感染が成立し深部感染や骨髄炎に至ると，難治性となり患肢切断を余儀なくされる場合もある[1)～4)]。

◎また，本疾患において軟部組織は，受傷時から進行性に腫脹や炎症が増強するため，一時的に血行不良となったり壊死の範囲が拡大したりする。このため，血行を有する組織と壊死する組織との見極めが難しく，数回のデブリードマンを必要とする場合が多い。このことが，創閉鎖のタイミングの判断を困難にしている[5)～7)]。

◎本疾患の治療においては，感染を生じさせないことが最優先事項となる。この点において，創内持続陰圧洗浄療法（intra-wound continuous negative pressure and irrigation treatment：以下，IW-CONPIT）[8)]は極めて有効である。すなわち，これまで IW-CONPIT は感染を鎮静化させるためのものであったが，これを感染の予防というまったく新しい目的で使用した。

❶ 適　応

　Gustilo type ⅢB に限らず，高エネルギー損傷によるあらゆる四肢の開放創が本法の適応となり得る。これらの開放創では，外傷に伴う汚染と軟部組織の進行性の腫脹に伴う血行障害や壊死の拡大が予想される。そのため，十分なデブリードマンと洗浄を行ったと

しても壊死や感染源を創内に残す危険性があり，また，皮膚欠損を認めなくても，縫合閉鎖によって死腔を生じたり皮膚に進行性の血行障害を来したりする危険性がある。したがって，受傷時の治療では，縫合閉鎖を行わずに開放創として本法を適用することで，迅速かつ安全に治癒を目指すことが可能となる場合もある。

また，Gustilo type ⅢB などの開放創に本法を用いる第一の目的は，感染を生じさせないことである。よって，受傷当日のデブリードマンと徹底した洗浄を行った直後から本法を適用することが，感染防御に対して最も有効である。

なお，他院で初療が行われて数日後に紹介された症例では，感染を生じている場合もある。しかし，このような症例においても，十分なデブリードマンを行いつつ，1日の洗浄量（3,000～5,000ml/日）を増やして本法を適用することで感染を鎮静化させることが可能である。

❷ 禁　忌

出血している状態で本法を用いてはならない。十分に止血を行ってから本法を適用する。また，主要な血管や神経に直接フォームが接してはならない。可及的に周囲の軟部組織で血管や神経を被覆するか，人工真皮を貼付してから本法を適用する。

なお，露出した関節軟骨がすでに感染している場合は，本法の適応とはならない。血行のない軟骨は，いったん感染すると切除する以外に治癒し得ない[9]。

❸ 治療マニュアル

本疾患に対する本法の利点は以下の3点である。

① 本法は本来，感染創に対して持続的に洗浄することで感染を鎮静化させる効果を有する[8)10]。これを感染が成立する前から本疾患に対して用いることで，内因性および外因性の感染が積極的に予防される[11)12]。

② 本法を用いることで無理な創縫合を必要としない。よって，皮膚および軟部組織に過度の緊張が生じず，血流が温存（むしろ陰圧により血流が増強）される。このため，壊死組織の拡大が軽減され，組織の感染に対する抵抗性が高くなり，また，抗生剤も末梢まで行きわたるようになる。したがって，感染を生じる危険性が一段と低くなる[12]。

③ 本法を用いることで，フォーム交換の際に必要に応じてデブリードマンを追加しながら，適切な創閉鎖のタイミングまで安全に待機することが可能となる[11)12]。

1 デブリードマンと洗浄

受傷後6〜8時間（golden hour）以内に，全身麻酔下に外傷部位のデブリードマンと徹底した洗浄を行う。外傷部位は細菌や異物に曝露されているが，受傷直後から細菌感染が生じるわけではなく，創内の細菌の増殖に伴って感染が成立する。したがって，細菌が増殖する前のgolden hour以内のデブリードマンと徹底的な洗浄が非常に重要である[13]。

デブリードマンでは，異物や壊死組織のほか，軟部組織から完全に遊離し血行が遮断された挫滅組織や骨片を除去する。ただし，受傷後早期の段階では，生着する組織と壊死となる組織を見極めるのは困難である。したがって，引き続きデブリードマンを行うことを前提に，初期の治療においては正常組織を含めた広めのデブリードマンは行わない。創内の細菌や汚染物質は，流水によって物理的に徹底的に除去する。この際，細菌の除去効果は流水の量に比例して大きくなる。汚染が高度な場合や細かい異物に対しては，ブラッシングを併用して除去する。

2 骨折の整復固定と創の被覆

骨折の整復固定では，創外固定を原則とし，スクリューやプレートを用いた内固定は行わない。外傷部位からの異物の挿入は，感染を助長する危険性がある。

露出した骨面，腱，血管および神経などの重要組織は，血行の良好な周囲の軟部組織を局所皮弁や筋弁として用い，緊張がかからない状態で可及的に被覆する。しかし，これが困難な場合は，ペルナック®（グンゼ社，日本）やテルダーミス®（オリンパステルモバイオマテリアル社，日本）などのシリコン膜付き人工真皮で被覆する[7]。この時，シリコン膜にはメスで多数の小孔をあけ，下床からのドレナージを付ける。

3 本法による創の被覆

以上の処置において皮膚軟部組織の欠損が生じた場合は，本法によって創全体を被覆する。フォームにそれぞれが最も遠い位置になるように2カ所切れ目を入れ，1本ずつチューブを挿入し，これを人工真皮を含めた創面全体に貼付する。このフォーム全体を（必要な場合は創外固定器も含めて）ポリウレタンフィルムで被覆し，創部を完全な密閉腔とする（図1）。

1本のチューブを生理食塩水1,000 mlのバッグに，もう一方を持続吸引器（メラサキューム：泉工医科工業社，日本）に接続し，生理食塩水による洗浄と創への陰圧負荷を開始する。持続吸引器の陰圧は－50cmH$_2$O（≒36.8mmHg：メラサキュームの最大陰圧）とし，生理食塩水の流量は2,000〜5,000ml/日とする。

本システムの最も重要なポイントは，生理食塩水が持続的に流入しながら創内が常に陰

図1　Gustilo type ⅢBに対するIW-CONPIT

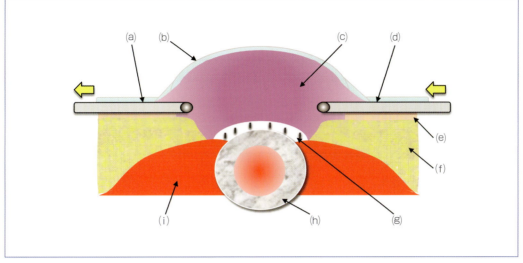

ⓐ吸引用チューブ：持続吸引器に接続する，ⓑポリウレタンフィルム，ⓒフォーム，ⓓ洗浄用チューブ：生食ボトルに接続する，ⓔ皮膚，ⓕ皮下軟部組織，ⓖ人工真皮：ドレナージ用に多数の穴をあける，ⓗ骨，腱，血管，神経などの重要組織：人工真皮で完全に被覆する，ⓘ筋
（引用文献12）より引用）

圧に保たれることである。そのため，生食ボトルと創部の床面からの高さを常に等しく保ち，創内に陽圧がかからないように留意する（**図2**）。

4　創の管理

本法のフォーム交換は，1週間に2～3回の頻度でベッドサイドで行う。この際，壊死組織を認める場合はデブリードマンを追加し，また人工真皮で被覆した骨や腱などが部分的に露出している場合は人工真皮を追加貼付する。生理食塩水の洗浄量は創面の状態によって調節する。創面に感染を認めず良好な肉芽を形成している場合は，生理食塩水の流量は2,000～3,000ml/日程度で十分である。逆に，創内に感染の徴候が少しでも疑われる場合には，生理食塩水の流量を3,000～5,000ml/日に増量する。

図2　IW-CONPITの施行

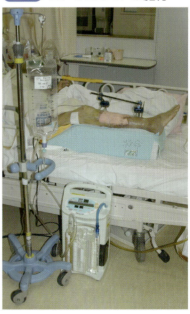

創内を常に陰圧に保つために，生食バッグと創部の高さを等しくする。
（引用文献12）より引用）

5 最終的創閉鎖

　本法を行うことで感染の発生が確実に防止され，最終的創閉鎖を待機的に行うことが可能となる。全身状態が麻酔や手術侵襲に耐え得ると判断され，また，局所に感染を認めず壊死組織が存在しないことが明確となった時点で，植皮術や局所皮弁（筋弁）もしくは遊離皮弁で創の閉鎖を行う。

　本法に人工真皮を併用する方法では，骨や腱などが露出した皮膚欠損創であっても，多くの場合3～6週間程度で良性肉芽によって被覆される[11)12)]。このため，最終的創閉鎖が，植皮術で可能な場合も多い。ただし，膝関節などで関節腔や軟骨が露出した場合には，本法を用いても肉芽の形成は困難であり，植皮術による創閉鎖は望めない。また，これらの部位にいったん感染が成立すると関節軟骨の全摘が必要となる。したがって，一期的もしくは本法施行後可及的早期に筋弁などによる創閉鎖が必要である[9)]。

4 症　例

【症例1】83歳，女性，右脛骨・腓骨開放骨折（Gustilo type ⅢB）

　交通事故により，右下腿皮膚軟部組織の広範な挫滅と欠損および開放骨折を受傷し搬入となった。受傷当日，全身麻酔下に緊急手術を行った。創部の徹底したデブリードマンと十分な洗浄後，整形外科によって右脛骨・腓骨骨折の整復と創外固定が行われた。当科で，挫滅した皮膚軟部組織を可及的に修復後，残存する骨露出部に多数のドレーン孔をあけたシリコン膜付き人工真皮（テルダーミス®）を貼付し，IW-CONPITを開始した。

　ベッドサイドで1週間に2回の頻度でフォーム交換を行い，その際，肉芽形成が不十分で骨が露出していた部分には計4回人工真皮を追加貼付した。ほかに合併損傷などの問題を認めなかったため，受傷後15日目には整形外科一般病棟に転棟となった。局所感染を生じることなく，骨露出部を含めた皮膚欠損創は次第に良好な肉芽で被覆された。そのため，受傷後41日に右下腿皮膚欠損創に対し分層植皮術を行った。また，創外固定器は受傷後6カ月に抜去された。

　現在受傷後10カ月を経過しているが，骨癒合良好で杖を用いての自立歩行が可能である（**図3**）[12)]。

図3 【症例1】83歳，女性，右脛骨・腓骨開放骨折（Gustilo type ⅢB）

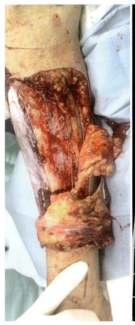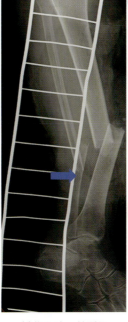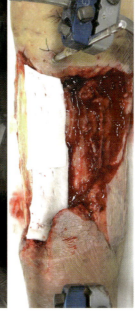

(a) 受傷当日搬入時の所見（右下腿前面）
前脛骨筋とその内側に骨折した脛骨（矢印）を認める。

(b) 搬入時X線所見

(c) IW-CONPIT開始後14日の所見
骨露出部に人工真皮を追加貼付した。

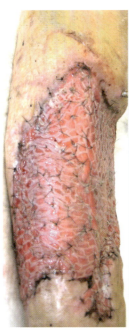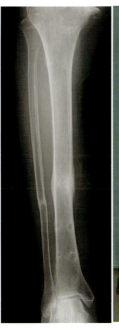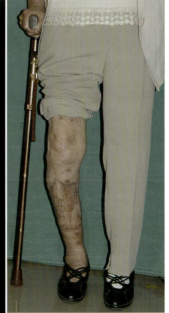

(d) 受傷後43日（網状分層植皮術後2日）の所見

(e) 受傷後10カ月のX線所見
良好な骨癒合が得られている。

(f) 受傷後10カ月の所見
杖を用いて自立歩行が可能である。

（引用文献12）より一部引用）

【症例2】82歳，女性，左膝関節腔の露出を伴う左大腿骨内側顆開放骨折（Gustilo type ⅢB）

交通事故により受傷し，救命救急センターに搬入となった。多発臓器損傷による出血性ショックに対して，開胸・開腹による緊急止血術が施行され，集中治療室で人工呼吸器管

図4 【症例2】82歳，女性，左膝関節腔の露出を伴う左大腿骨内側顆開放骨折（Gustilo type ⅢB）

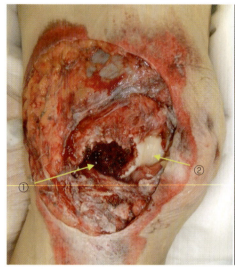
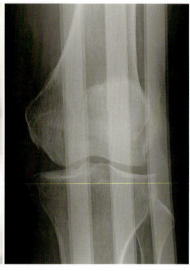

(a) 初診時初見
　　大腿骨内側顆に開放骨折（矢印①）と膝関節腔の露出（矢印②）を認める。

(b) 初診時X線所見
　　大腿骨内側顆に骨折を認める。

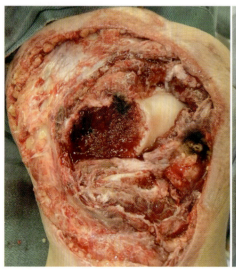
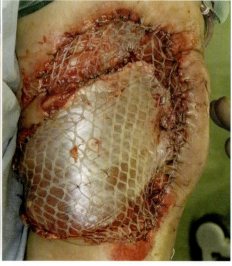

(c) 受傷後8日の手術時所見
　　感染徴候は認めない。

(d) 受傷後8日の手術直後の所見
　　腓腹筋弁移植術と網状分層植皮術が施行された。

図4 【症例2】

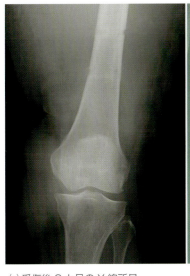
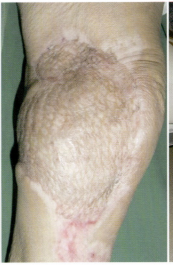
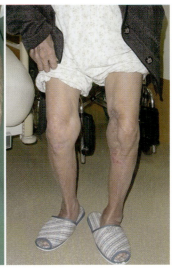

(e) 受傷後6カ月のX線所見　　(f) 受傷後6カ月の創部所見　　(g) 受傷後6カ月の立位の所見
　　　　　　　　　　　　　　　　　　　　　　　　　　　　　　　歩行器を用いて歩行可能である。

（引用文献9）より引用）

理となった。左膝関節腔の露出を伴う左大腿骨内側顆の開放骨折も認めていたが，受傷当日は救命救急センターで洗浄処置のみが施行され，翌日に整形外科および形成外科に紹介され受診した。

　紹介時（受傷後2日），全身麻酔下での骨折固定術と軟部組織の再建は全身のリスクが高いと判断されたため，ベッドサイドで汚染された組織のデブリードマンを可及的に行った後，IW-CONPITを開始した。骨や関節の露出面には多数のドレーン孔をあけたシリコン膜付き人工真皮（ペルナック®）を貼付した。2,000〜3,000ml/日の生理食塩水で洗浄し，フォームの交換は3日に1回の頻度で行った。受傷後8日，全身状態が改善し，また創部に感染徴候をまったく認めなかったため，全身麻酔下にデブリードマンの追加，腓腹筋弁移植術，分層植皮術および創外固定術が施行された。

　術後経過は良好で，受傷後35日には創外固定器は抜去された。受傷後68日に人工呼吸器管理のまま転院となった。転院後，人工呼吸器から離脱しリハビリテーションが行われた。受傷後1年6カ月現在，創部および膝関節に問題を認めず，歩行器を用いての歩行が可能である（図4）[9]。

❺ 合併症と対策

◎最大の合併症は，感染である。その原因として，壊死組織や異物，またエアリークが考えられる。早期に感染徴候を発見し，十分なデブリードマンを追加し洗浄量を増やすことで感染を鎮静化させることが可能である。

◎創外固定器が用いられている場合は，ピン周囲からのエアリークが生じやすい。創外固定器のピンをその両側からポリウレタンフィルムで挟むことで，この部位からのエアリークを予防できる。

ワンポイントアドバイス

◎創の被覆において，皮膚や軟部組織に緊張のかかった縫合を行わないことが最も重要である。本来，四肢はほかの部位と比較して血行が不良なうえに，高エネルギー損傷によって周囲の組織が高度に腫脹している。そのため，創を閉鎖することを優先して創縁に緊張をかけて縫合すると，周囲組織に血行障害が生じて新たに壊死が進行したり，縫合部の下層に死腔を生じて感染を併発したりする危険性が大きくなる。無理な縫合をせず開放創とすることで血行が維持され，むしろ感染が予防される。早期に創を閉鎖することが，感染を予防するとは限らない。

◎ Gustilo type ⅢBの開放骨折では，いったん感染が生じるとその治療が極めて困難となるため，感染を成立させない本法は極めて有効な治療法である。よって，止血確認後できるだけ早く本法を開始する。

◎本法を行うことで golden hour 以内の緊急手術（皮弁移植）の必要がなくなり，待機手術を行うことが可能となる。これにより，担当医師やコメディカルらの QOL も向上することになる。

引用文献

1) Gustilo RB, Anderson JT: Prevention of infection in the treatment of one thousand and twenty-five open fractures of long bones: retrospective and prospective analyses．J Bone Joint Surg Am 58: 453–458，1976
2) Gustilo RB, Mendoza RM, Williams DN: Problem in the management of type IIIB (severe) open fracture: a new classification of type IIIB open fracture．J Trauma 24: 742–746，1984
3) Yokoyama K, Itoman M, Shindo M, et al: Contributing factors influencing type IIIB open fractures．

J Trauma 24: 788-793, 1995
4) Bhandari M, Guyatt GH, Swiontkowski MF, et al: Treatment of open fractures of the shaft of the tibia: a systematic over view and meta-analysis. J Bone Joint Surg Br 83: 62-68, 2001
5) DeFranzo AJ, Argenta LC, Marks MW, et al: The use of vacuum-assisted closure therapy for the treatment of lower-extremity wounds with exposed bone. Plast Reconstr Surg 108: 1184-1191, 2001
6) Herscovici D Jr, Sanders RW, Scaduto JM, et al: Vacuum-assisted wound closure (VAC Therapy) for the management of patients with high-energy soft tissue injuries. J Orthop Trauma 17: 683-688, 2003
7) Webb LX, Dedmond B, Schlatterer D, et al: The contaminated high-energy open fracture: a protocol to prevent and treat inflammatory mediator storm-induced soft-tissue compartment syndrome (IMSICS). J Am Acad Orthop Surg 14: S82-S86, 2006
8) Kiyokawa K, Takahashi N, Rikimaru H, et al: New continuous negative-pressure and irrigation treatment for infected wounds and intractable ulcer. Plast Reconstr Surg 120: 1257-1265, 2007
9) 原茂, 小山麻衣, 守永圭吾ほか：創内持続陰圧洗浄療法によって治癒し得た膝関節腔の露出を伴う開放骨折の1例. 形成外科57：1283-1288, 2014
10) Morinaga K, Kiyokawa K, Rikimaru H, et al: Results of intra-wound continuous negative pressure irrigation for mediastinitis. J Plast Surg Hand Surg 47: 297-302, 2013
11) 清川兼輔, 力丸英明, 守永圭吾：四肢開放骨折（Gustilo分類type IIIB）に対する創内持続陰圧洗浄療法を用いた新しい治療戦略. 整形外科62：905-909, 2011
12) 力丸英明, 清川兼輔：四肢の外傷. 形成外科57：1349-1358, 2014
13) Berk WA, Osbourne DD, Taylor DD: Evaluation of the 'golden period' for wound repair: 204 cases from a Third World emergency department. Ann Emerg Med 17: 496-500, 1988

事項索引

〈あ〉

- 悪性腫瘍　33, 65, 75, 84, 100
- 足潰瘍　92

〈い〉

- 異物　80, 116
- 異物感染　100
- 医療機器関連圧迫創傷　84
- 陰圧デバイス　20, 23, 25, 86
- 陰圧ドレーン　52, 63, 70
- インソール　99

〈え〉

- エアリーク　116
- 壊死性筋膜炎　26
- 壊死組織　28, 34, 116
- 炎症所見　63

〈か〉

- 外因性　108
- 開窓術　64, 65
- 開頭術後　50
- 開放骨折　29, 108
- 開放創　5, 55, 108, 116
- ガス像　95
- 壁掛け式吸引器　20, 21, 25
- 壁吸引　86
- 間欠洗浄機能　7, 27
- 関節軟骨　109
- 汗腺　99
- 貫通創　95

〈き〉

- 気管支瘻　64
- 義歯安定剤　45, 48, 66, 72, 76, 93
- 基礎実験　10
- 吸引用チューブ　45
- 吸収糸　74
- 急性創傷　74
- 胸骨　59
- 胸骨骨髄炎　58

〈く〉

- 局所陰圧閉鎖療法　2, 7, 10, 26, 38, 92
- 局所皮弁　110, 112
- 筋（皮）弁　28, 29, 58, 106, 110

〈け〉

- 下痢　88

〈こ〉

- 高エネルギー（損傷）　108
- 抗生剤　7
- 広背筋・前鋸筋連合筋弁　67
- 広背筋皮弁　54, 55
- 広背筋弁　62, 102
- 硬膜外膿瘍　54
- 骨髄炎　29, 108
- 骨セメント　104

〈さ〉

- 坐位　18
- 残糸　78, 80
- 残存硬膜　56

〈し〉

- 死腔　106
- 止血　109
- 持続洗浄（機能）　7
- 持続洗浄療法　10
- 実験　10
- 周囲皮膚保護　40
- 縦隔洞炎　26, 58
- 重症虚血肢　92
- 充電機能　23, 24
- 重度感染創　6
- 重要臓器　30
- 受傷後6～8時間　110
- 出血　83
- 出血性ショック　79, 114
- 術後創離開　26
- 除圧管理　82
- 消化管穿孔　78
- 消化管露出　74

消毒液	7
褥瘡	26, 82
植皮術	112
シリコン素材	85
シリコン膜	30
シリコン膜付き人工真皮	76, 112
人工関節	104
人工血管	58, 61, 100
人工血管露出	58
人工肛門	76, 80
人工骨	54
人工真皮	30, 59, 64, 66, 71, 74, 80, 90, 97, 109, 110
人工物	28, 58, 100
心臓	30
浸透圧	7

〈す〉

髄液	23
髄液漏	26, 32, 50
スキンケア	82
ストーマ装具	78

〈せ〉

洗浄効率	11
洗浄用チューブ	45
蠕動運動	80

〈そ〉

創外固定	110
創外固定器	116
創外固定術	115
装具	96
創内持続陰圧洗浄療法（IW-CONPIT）	2, 20, 26, 38, 82, 111
創モデル	10
組織拡張器	105

〈た〉

体位変換	86
待機手術	116
待機的	112
大胸筋弁	60, 61, 102, 103
大網（弁）	28, 58, 60, 102, 106
断端形成術	96

〈ち〉

チューブ	46
チューブ留置	48
腸液	32, 74
腸管	30
腸管皮膚瘻	26, 30
腸瘻	74, 80
鎮静化	63

〈て〉

デブリードマン	29, 30, 39, 59, 74, 109, 110
テルダーミス®	112
点滴台	24
電動式低圧吸引器	20, 22, 25

〈と〉

頭蓋欠損	50
頭蓋内感染	50
頭皮弁	55
ドレナージ孔	30, 80

〈な〉

内因性	108
内胸動脈	63
内固定	110
難治性潰瘍	26

〈の〉

脳実質	50, 51
膿瘍腔	63
ノーマルチューブ	11, 12, 13, 15, 18

〈は〉

排液	55
排液ボトル	23
敗血症	89
ハイドロコロイド	85
肺瘻	30, 32, 64
パッチ状の分層植皮	79
パッチ植皮	96
発熱	63
バルーン付きドレーン	80

バンコマイシン入り骨セメント ……… 104
汎発性腹膜炎 ………………………… 78

〈ひ〉

皮膚灌流圧 …………………………… 93
腓腹筋弁移植術 ……………………… 115
皮膚被膜剤 …………………………… 72

〈ふ〉

フィルムドレッシング（材）……… 66, 72
フォーム（材）……………………… 42, 44
深い創 ………………………………… 12
腹直筋弁 ……………………………… 60, 61
腹部離開創 …………………………… 74
腹壁再建 ……………………………… 80
腹壁瘢痕ヘルニア …………………… 80
腐骨 …………………………………… 59
フラットチューブ ………………… 11, 12, 13
フランジチューブ ………………… 11, 12, 14, 18
分層植皮術 …………………………… 115

〈へ〉

閉鎖式創内持続陰圧洗浄療法（IW-CONPIT）
　………… 4, 32, 50, 51, 53, 63, 101, 106
便汁 …………………………………… 89

〈ほ〉

縫合糸 ………………………………… 75
放射線照射 …………………………… 68
ポケット ……………………………… 34
ポケット切開 ………………………… 34
ポリウレタンフィルム …… 40, 46, 85, 116

〈ま〉

慢性膿胸 ……………………………… 64

〈み〉

水漏れ ………………………………… 89

〈め〉

メラサキューム ………………… 22, 25, 32, 101

〈も〉

網状分層植皮 ………………………… 61

〈ゆ〉

有毛部 ………………………………… 89
遊離広背筋 …………………………… 53, 104
遊離広背筋・前鋸筋連合皮弁 ……… 104
遊離皮弁 ……………………………… 112
癒着 …………………………………… 56

〈り〉

リーク ………………………………… 47
立位 …………………………………… 18
リハビリテーション ………… 82, 86, 115

〈れ〉

レナシス® ……………………………… 6

〈ろ〉

瘻孔 …………………………………… 30, 75
瘻孔部 ………………………………… 66
肋軟骨 ………………………………… 59

〈欧文〉

Argenta ……………………………… 3
cmH_2O ……………………… 22, 23, 25
CT ……………………………………… 63, 103
DESIGN 分類 ………………………… 82
Ewing 肉腫 …………………………… 104
golden hour ………………………… 110, 116
Gustilo type ⅢB ………… 29, 108, 111
hPa …………………………………… 25
in-out ……………………………… 26, 52, 56
instillation ……………………… 7, 27
intra-wound continuous negative pressure
　and irrigation treatment ……… 2
irrigation …………………………… 7
IW-CONPIT ……… 2, 20, 26, 38, 82, 111
I 字管 ………………………………… 24
kPa …………………………………… 21, 25
MDRPU ……………………………… 84
medical device related pressure ulcer …… 84
mmHg ………………………… 21, 22, 23
negative pressure wound therapy …… 2
NPWT ………………… 2, 7, 10, 26, 38, 92
skin perfusion pressure …………… 93
SPP …………………………………… 93

tissue expander (TE) ················· 105
V.A.C.® ···································· 3, 6
V.A.C.ULTA® ······························ 7, 27

wound bed preparation ················ 28
Y字管 ·· 21

編者紹介

清川 兼輔 （きよかわ けんすけ）
久留米大学医学部形成外科・顎顔面外科学講座主任教授

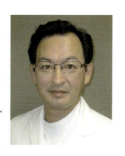

【略歴】

昭和33年5月1日生　福岡県久留米市出身
昭和58年3月　久留米大学医学部医学科卒業
昭和62年3月　久留米大学大学院医学研究科（臨床医学系耳鼻咽喉科学専攻）修了
昭和62年4月　久留米大学医学部耳鼻咽喉科学講座助手
昭和62年7月　久留米大学病院形成外科に配置換
平成 2年9月　久留米大学医学部形成外科学講座講師
平成 2年9〜12月　頭蓋・顎顔面外科の研究のため米国ワシントン大学へ留学
平成11年1月　久留米大学医学部形成外科学講座助教授
平成17年2月　久留米大学医学部形成外科・顎顔面外科学講座主任教授
現在に至る

【資格・免許】

昭和58年6月　医師免許証取得
昭和62年3月　医学博士取得
平成 3年3月　日本形成外科学会専門医

〈その他の専門医〉
日本創傷外科学会専門医
日本頭蓋顎顔面外科学会専門医
日本形成外科学会皮膚腫瘍外科指導専門医
日本手外科学会手外科専門医
日本美容外科学会教育専門医

【学会役員】

日本形成外科学会評議員
日本創傷外科学会理事長
日本頭蓋底外科学会副理事長
日本頭蓋顎顔面外科学会代議員
日本頭頸部癌学会代議員
日本美容外科学会理事
日本形成外科手術手技学会監事

日本マイクロサージャリー学会評議員
日本シミュレーション外科学会理事
日本創傷治癒学会評議員
日本褥瘡学会評議員
日本手外科学会代議員
日本乳房オンコプラスティックサージャリー学会評議員
日本リンパ浮腫学会理事

【研究分野】

- 頭頸部・頭蓋底の再建形成外科的治療
- 頭蓋顎顔面の先天異常, 外傷の治療
- 皮弁の研究（血行解析）
- 組織移植法の研究
- 再生医療の研究
- 創傷治癒の研究

創内持続陰圧洗浄療法マニュアル
―感染創がこんなに早く治る!?―　　　　　　　　　　　　　　＜検印省略＞

2018年4月11日　第1版第1刷発行

定価（本体8,000円＋税）

　　　　　編著者　清川兼輔
　　　　　発行者　今井　良
　　　　　発行所　克誠堂出版株式会社
　　　　　〒113-0033　東京都文京区本郷3-23-5-202
　　　　　電話（03）3811-0995　振替 00180-0-196804
　　　　　URL　http://www.kokuseido.co.jp

ISBN 978-4-7719-0500-9　C3047　￥8000E　　　印刷　三美印刷株式会社
Printed in Japan Ⓒ Kensuke Kiyokawa, 2018

・本書の複製権，翻訳・翻案権，上映権，譲渡権，公衆送信権，二次的著作物利用権等は克誠堂出版株式会社が保有します。

・本書を無断で複製する行為（複写，スキャン，デジタルデータ化など）は，「私的使用のための複製」など著作権法上の限られた例外を除き禁じられています。大学，病院，診療所，企業などにおいて，業務上使用する目的（診療，研究活動を含む）で上記の行為を行うことは，その使用範囲が内部的であっても，私的使用には該当せず，違法です。また私的使用に該当する場合であっても，代行業者等の第三者に依頼して上記の行為を行うことは違法となります。

・JCOPY＜（社）出版者著作権管理機構　委託出版物＞
本書の無断複写は著作権法上での例外を除き禁じられています。複写される場合は，そのつど事前に（社）出版者著作権管理機構（電話03-3513-6969，Fax 03-3513-6979，e-mail：info@jcopy.or.jp）の許諾を得てください。